ETUDE

SUR

LA PÉRINÉORRHAPHIE

PAR

Marcel BORAUD,

Docteur en médecine de la Faculté de Paris,
Ancien interne en médecine et en chirurgie des hôpitaux de Paris,

PARIS
A. PARENT, IMPRIMEUR DE LA FACULTÉ DE MÉDECINE
29-31, RUE MONSIEUR-LE-PRINCE, 29-31.

1879

ETUDE

SUR

LA PÉRINÉORRHAPHIE

PAR

Marcel BORAUD,
Docteur en médecine de la Faculté de Paris,
Ancien interne en médecine et en chirurgie des hôpitaux de Paris,

PARIS
A. PARENT, IMPRIMEUR DE LA FACULTÉ DE MEDECINE
29-31, RUE MONSIEUR-LE-PRINCE, 29-31.

1879

A MON PÈRE

A MES PARENTS

A MES AMIS

A MES MAITRES DANS LES HOPITAUX

A LA MEMOIRE DE M. U. TRÉLAT
Médecin en chef de l'hospice de la Salpêtrière,
(Externat, 1874).

A M. LE PROFESSEUR GUYON
(Externat, 1874).

A M. SIMON DUPLAY
Agrégé libre de la Faculté de médecine de Paris,
Chirurgien de l'hôpital Lariboisière,
(Internat provisoire, 1875).

A M. LUYS
Médecin de la Salpêtrière
(Internat, 1877),

A M. FRÉMY
Médecin de l'Hôtel-Dieu
(Internat, 1877).

A M. LE PROFESSEUR BROCA
(Internat, 1878).

A M. LE PROFESSEUR TRÉLAT
(Internat, 1879).

ÉTUDE

SUR

LA PÉRINÉORRHAPHIE

Au mois de mai de cette année, le professeur Trélat a opéré et guéri une femme atteinte de déchirure totale du périnée. Il en fit le sujet d'une leçon clinique dans laquelle il donna la description de son procédé. C'est sur ses conseils que j'ai pris l'étude de la périnéorrhaphie comme sujet de ma thèse inaugurale.

Le nombre des documents publiés sur la perinéorrhaphie est considérable ; mais tous n'ont pas la même importance. Je m'aperçus bien vite qu'il me fallait faire un choix, et que je devais faire porter mes recherches plus particulièrement sur un point déterminé.

Je me propose dans ce travail, non de faire une histoire complète de la périnéorrhaphie dans tous les temps et dans tous les pays, mais de faire connaître et de discuter les procédés qui sont employés de nos jours.

Je n'ai pas cru cependant devoir passer sous silence les travaux de nos devanciers. Si la médecine opératoire, et particulièrement l'anaplastie, a fait dans ces derniers temps de grands progrès, ils étaient préparés depuis longtemps. Il m'a paru intéressant de montrer comment la périnéorrhaphie, négligée par Boyer et Dupuytren, est arrivée à donner aujourd'hui des succès entre les mains de tous les chirurgiens.

Mais dans cette revue rétrospective, je ne me suis pas attardé aux détails. J'ai cherché uniquement à mettre en relief les idées fondamentales, m'attachant à montrer que la périnéorrhaphie a suivi la même marche ascendante que la médecine opératoire, et que ses progrès se confondent avec ceux de l'anaplastie en général.

Dans le cours de ce travail j'ai été constamment guidé par les conseils de M. Trélat. La plupart des idées que je défends sont les siennes ; le procédé que je propose est celui qu'il emploie. Non content de me conseiller, mon savant maître a eu la bienveillance de me communiquer des notes inédites renfermant la description complète de son procédé ; je les ai reproduites textuellement. Je le prie de recevoir l'expression de ma profonde gratitude pour les conseils qu'il m'a donnés, et la bienveillance qu'il m'a toujours témoignée.

GÉNÉRALITÉS SUR LES DÉCHIRURES DU PÉRINÉE.

C'est presque toujours après l'accouchement que surviennent les déchirures du périnée. Bien que les statistiques données par les accoucheurs soient souvent très-différentes, il est certain que cet accident est fréquent. Cependant les chirurgiens ont rarement l'occasion de faire la périnéorrhaphie. Cela tient à ce que presque toutes ces déchirures sont incomplètes, et guérissent très-aisément. Quant aux déchirures complètes, elles sont rares, et, si elles sont peu profondes, les troubles fonctionnels qu'elles entraînent sont parfois supportables. Il est enfin des malades qui, en proie aux infirmités les plus dégoutantes, aiment mieux dissimuler leur malheureux sort que de consulter un chirurgien.

Il existe deux espèces de déchirures périnéales ; les déchirures incomplètes et les déchirures complètes,

Dans les premières, la lésion porte sur la fourchette ; elle s'étend plus ou moins loin en arrière, et peut atteindre l'anus, mais le sphincter est intact.

Dans les déchirures complètes, le sphincter anal est rompu; on distingue dans ce cas deux variétés. Tantôt le sphincter seul est déchiré complétement ou partiellement, mais la lésion n'atteint pas la cloison recto-vaginale. Tantôt la déchirure s'étend plus ou moins loin sur cette cloison ; c'est à cette variété que M. Terrillon a donné le nom de rupture totale. Elle est la plus rare, mais aussi la plus grave et la plus difficile à guérir.

Je ne donnerai pas la descriptions de ces lésions ; on la trouve dans tous les traités classiques. Je me borne à signaler, dans les déchirures totales, l'éperon formé par la réunion des deux bords de la cloison, qui forment un V ouvert en avant.

Les troubles fonctionnels varient avec la profondeur de la déchirure. Lorque le sphincter est rompu, il y a incontinence des matières fécales et des gaz ; les rapports sexuels sont impossibles. Roux a tracé un tableau saisissant de l'état des malheureuses que tourmente cette triste infirmité.

Il est fréquent d'observer l'abaissement des organes contenus dans le petit bassin : le prolapsus utérin, la cystocèle, la descente de la muqueuse rectale qui vient faire saillie entre les lèvres de la déchirure.

Si le sphincter n'est atteint qu'incomplétement, ces accidents sont en général atténués ; l'incontinence disparaît lorsque les matières sont dures ; aussi voit-on les malades s'efforcer de produire la constipation. Enfin, si la déchirure est incomplète, les accidents proviennent surtout de l'élargissement de la vulve ; ce sont la chute de l'utérus, la rectocèle et la cystocèle.

La périnéorrhaphie est une opération très-difficile ; cela tient au siége de la lésion, entre le vagin et l'anus. D'un côté on a à redouter l'issue des gaz et des matières qui nuisent à la réunion, soit en irritant la cicatrice, si elles sont liquides , soit en la déchirant, si elles sont dures. De l'autre côté, l'écoulement incessant des liquides vaginaux vient aggraver la situation. Enfin, les parties avivées ont une grande tendance à s'écarter l'une de l'autre ; tant qu'on n'ent pas trouvé de moyen de contention suffisant, la périnéoraphie a presque toujours échoué. Aussi n'est-il pas étonnant que le succès soit souvent partiel : le périnée se réunit, mais il reste une fistule recto-vaginale.

HISTORIQUE.

I.

C'est à Roux qu'on attribue généralement l'honneur d'avoir donné de la périnéorrhaphie la première description méthodique ; c'est lui qu'on considère comme l'inventeur du premier *procédé*. Mais n'avait-il pas eu de devanciers ? Avant lui n'avait-on jamais essayé de suturer un périnée rompu ? On trouvera la réponse à cette question dans le très-remarquable article publié par M. Verneuil en 1862 (Gazette hebdomadaire nº 24 et 29).

Il cite un passage de Guillemeau, disciple et ami d'Ambroise Paré. Guillemeau raconte que, après avoir avivé la cicatrice, il rapprocha les surfaces cruentées, fit au milieu une suture entortillée, et passa au-dessus et au-dessous un point de suture entrecoupée, pour reformer l'angle vulvaire et l'angle anal du périnée. La réunion se fit. Guillemeau aurait eu des prédécesseurs. A. Paré, dans un passage, parle de suture du périnée, sans qu'on puisse savoir s'il fit la suture, ou s'il se borne simplement à la conseiller. Enfin on trouve dans Trotula, auteur dont le temps et même le sexe ne sont pas bien connus, quelques lignes où il est question de suturer le périnée ; mais il s'agit plutôt de rétrécir la vulve pour combattre la chûte de la matrice que de refaire le périnée.

Après Guillemeau, plusieurs chirurgiens proposèrent ou tentèrent, je ne dirai pas la périnéorrhaphie, mais la suture du périnêe. On trouve dans les traités classiques et dans plusieurs monographies une longue liste de noms. Nous n'avons pas eu le temps de vérifier ces citations ; aussi ne les reproduisons-nous pas, d'autant mieux que d'après M. Verneuil, la plupart sont inexactes. Du reste, je ne partage pas entièrement l'enthousiasme du savant professeur pour l'observation de Guillemeau, et les passages obscurs de ses prédécesseurs.

« Ami lecteur, s'écrie-t-il, je t'ai nommé la planète, Guillemeau, puis les satellites comme Trotula, Paré... » Guillemeau fit une fois la suture du périnée pour une déchirure probablement peu profonde ; il réussit ; mais il ne laissa pas de *procédé* qui fût applicable à la plupart des cas. Cela est si vrai, que deux siècles après la mort de Guillemeau, des chirurgiens comme Boyer et Dupuytren (1) ne touchaient pas aux périnées rompus. Je doute qu'ils eussent changé de conduite, si, comme semble le croire M. Verneuil, ils avaient attentivement médité les quelques lignes du vieux chirurgien. Aussi, est-ce à juste titre que l'article de M. Verneuil porte cette rubrique : « *Archéologie chirurgicale.* »

II.

Dans la plupart des traités, après avoir mentionné les faits dont nous venons de parler, on décrit avec quelques détails les

(1) L'opération de Dupuytren, citée par Bérard (*Dict. en* 30 *vol.*, article *Périnée*), et par M. Richet (*Union médicale*, 1869, nº 6. Leçon recueillie par Felizet) fut faite sans méthode, quelques jours après l'accouchement, et fut suivie d'un insuccès relatif.

procédés de Roux et de Dieffenbach, en décernant au chirurgien français l'honneur de la priorité. Il nous semble cependant que Dieffenbach doit, jusqu'à un certain point, partager cet honneur avec Roux.

« Au commencement de ce siècle, dit Bérard, la périnéorrhaphie fut pratiquée par plusieurs chirurgiens allemands, et particulièrement par M. Dieffenbach, de Berlin. Cependant ces faits n'avaient pas eu un grand retentissement en France, quand M. Roux fixa de nouveau l'attention sur ce point de chirurgie. » Si le procédé de Roux fut connu en France antérieurement à celui de Dieffenbach, il n'en est pas moins vrai que la description du chirurgien allemand est antérieure de plusieurs années à celle du chirurgien français.

En 1829, Dieffenbach publia deux cas de périnéorrhaphie, suivis de succès. Il pratiquait l'avivement et la suture comme dans la méthode ancienne ; mais ce qui caractérisait son procédé, c'étaient deux grandes incisions libératrices, faites de chaque côté sur les fesses.

Ce fut en 1832 que Roux fit pour la première fois l'application de son procédé. A la méthode ancienne, il ajoutait la suture enchevillée profonde. Il passait profondément trois fils de soie doubles, et les fixait de chaque côté sur des bouts de sonde.

Il nous semble donc incontestable que le procédé de Roux est postérieur à celui de Dieffenbach ; mais, si, négligeant la question de temps, nous nous plaçons au point de vue des résultats, nous comprenons que le mémoire de Roux ait fait oublier les deux observations de Dieffenbach. Les incisions libératrices étaient certes une amélioration importante, apportée à la méthode ancienne, mais elles devaient disparaître avec les progrès de la chirurgie réparatrice. Au contraire, la suture enchevillée de Roux sert encore de base à la plupart des procédés actuels ; on a modifié le manuel opératoire, mais on a conservé l'idée fondamentale. Nous nous bornons à soulever cette question qui demanderait de longs développements ; notre but, nous l'avons dit, n'est pas de faire l'histoire complète de la périnéorrhaphie dans le passé, mais d'apprécier les procédés employés de nos jours.

Les chirurgiens qui suivirent, reproduisirent ou combinèren les procédés de Roux et de Dieffenbach. Les modifications qu'ils y apportèrent furent sans importance. Nous ferons une exception pour l'incision du sphincter proposée par Horner, et adoptée par quelques chirurgiens parmi lesquels nous citerons Baker-Brown.

En résumé, deux modifications d'une importance inégale avaient été apportées à la méthode ancienne, et avaient changé complétement les résultats : la suture enchevillée et les incisions libératrices. Tous les efforts portaient sur le meilleur moyen de maintenir les surfaces solidement accolées.

III.

Un progrès immense était réalisé. La périnéorrhaphie entrait dans le domaine des opérations courantes.

Mais on ne doit pas se dissimuler que les insuccès étaient encore fréquents. Si la cicatrisation du périnée s'obtenait assez facilement, il n'en était pas de même pour la cloison ; il restait très souvent une fistule recto-vaginale. Langenbeck (1) attribua le défaut de réunion des parties profondes à l'irritation produite par les liquides vaginaux et rectaux. Il imagina un procédé de perinéorrhaphie qui avait pour but de mettre la plaie à l'abri de ces liquides. Il taillait deux lambeaux vaginaux, les unissait par leurs bords internes, et les suturait en avant à l'angle vulvo-périnéal du nouveau périnée. En un mot, à un procédé par suture simple il substituait un procédé par autoplastie. Le procédé de Langenbeck, très compliqué, est aujourd'hui aban-

(1) *Sur un procédé opératoire pour la guérison des ruptures complètes du périnée* (*Gaz. des hôp.*, 22 janv. 1853, p. 33).

donné ; il a donné naissance à ceux de MM. Demarquay, Richet, et Le Fort, et au moment de son apparition (1853), il eut un grand retentissement.

IV.

En 1859, Sims et Bozeman vinrent en France et firent connaître leur méthode opératoire pour le traitement des fistules vésico-vaginales. Deux choses caractérisaient leurs procédés; ils faisaient un avivement large et superficiel portant exclusivement sur la muqueuse vaginale; ils faisaient de délicates sutures avec des fils métalliques très-minces. Leurs communications eurent un retentissement immense ; de toutes parts on les imita. La périnéorrhaphie profita de leur invention. En 1862, M. Verneuil fit cette opération en appliquant les principes de Marion Sims et de Bozeman. Il fut imité par M. de Roubaix. M. Trélat suivit leur exemple; mais, comme nous le verrons, il apporta une importante modification aux sutures profondes.

Aujourd'hui la plupart des procédés sont une application *plus on moins exacte* des principes formulés par Marion Sims et Bozeman ; l'avivement est large et se fait aux dépens de la muqueuse vaginale; les sutures sont faites avec des fils métalliques ; les différences portent surtout sur la façon de passer les fils. Nous n'insistons pas sur les nombreux procédés qui ont vu le jour dans ces derniers temps; nous les décrirons et nous les étudierons longuement dans le cours de notre travail.

En résumé, quatre étapes ont marqué l'histoire de la périnéorrhaphie. Dans une première période, qui s'étend jusqu'à Roux, quelques rares chirurgiens font des tentatives isolées et échouent presque toujours ; il n'existe pas encore de procédé méthodique. Dans une seconde période, grâce aux travaux de

Roux et de Dieffenbach, la périnéorrhaphie devient une opération classique. La troisième période est caractérisée par l'application des procédés d'autoplastie. Viennent enfin les procédés contemporains qui résultent de l'adaptation aux déchirures du périnée des délicats procédés d'avivement et de suture inventés par les chirurgiens américains pour le traitement des fistules vésico-vaginales.

DE L'OPÉRATION DE LA PÉRINÉORRHAPHIE.

Dans les généralités sur les déchirures du périnée, j'ai donné la division admise par tous les auteurs. J'ai dit qu'il y avait des déchirures incomplètes et des déchirures complètes. Dans les premières, la lésion porte sur la fourchette et s'étend plus ou moins loin vers l'anus, qu'elle peut atteindre; mais le sphincter anal est respecté. Dans les déchirures complètes, le sphincter est rompu partiellement ou totalement. Deux cas peuvent alors se présenter : tantôt la lésion ne dépasse pas le sphincter, tantôt elle s'étend plus ou moins loin sur la cloison recto-vaginale ; c'est à cette dernière variété que M. Terrillon (1) donne le nom de rupture totale du périnée.

Je suivrai cette classification dans l'étude de la périnéorrhaphie, bien que le procédé que je vais décrire ait l'avantage de pouvoir s'appliquer à toutes les déchirures, quelque soit leur étendue, et qu'il convienne également aux fistules recto-vaginales. Je crois que la discussion y gagnera en clarté. S'il est vrai qu'une opération pratiquée pour une rupture totale soit applicable à une déchirure incomplète, la réciproque est loin d'être exacte. En outre, le pronostic est bien différent suivant les cas, la guérison étant d'autant plus assurée que la déchi-

---

(1) *De la périnéorrhaphie pour remédier à la rupture totale du périnée* *Ann. de Gyn.*, t. XI, p. 330, mai 1879).

rure est moins profonde. Certains auteurs ne paraissent pas avoir tenu suffisamment compte de ces différences ; aussi n'est-il pas étonnant qu'il règne une certaine obscurité dans leurs descriptions.

Je traiterai d'abord, avec détails, de la périneorrhaphie dans les cas les plus graves, c'est-à-dire dans ceux où la déchirure atteint la cloison recto-vaginale dans une certaine étendue. La plus grande partie de mon travail sera consacrée au traitement de cette lésion. Je parlerai ensuite brièvement des autres variétés. J'arriverai enfin aux fistules recto-vaginales ; je montrerai que, de tous les procédés employés pour la guérison, le meilleur et le plus simple est celui que M. Trélat applique aux déchirures du périnée.

De la périnéorrhaphie dans les déchirures complètes du périnée s'étendant sur la cloison, ou ruptures totales.

Je dois dire quelques mots sur le plan que je suivrai. Presque tous les auteurs classiques font un choix parmi les procédés les plus connus et les exposent les uns à la suite des autres. Cette méthode a plusieurs inconvénients : elle expose à des redites, car souvent plusieurs procédés ne diffèrent que par des modifications de peu d'importance. En outre, comme il est impossible de rapporter tout ce qui a été écrit, on laisse de côté un certain nombre de procédés ; souvent ce ne sont pas les moins importants qui sont sacrifiés, comme on peut s'en assurer en lisant les monographies et les livres classiques. Enfin il est difficile de se faire une idée nette des avantages et des inconvénients qu'ils présentent ; on est porté à les juger dans leur ensemble, à les adopter ou à les rejeter en bloc, sans discerner ce qu'on doit conserver de ce qu'il faut modifier.

J'ai adopté un autre plan. Il me paraît plus conforme au but que je me propose. Je cherche surtout à apprécier la valeur des divers procédés. Je voudrais mettre en lumière autant que possible, les indications auxquelles ou doit se conformer lorsqu'on fait la périnéorrhaphie. J'ai divisé mon sujet en autant de chapitres qu'il y a de temps dans l'opération; à propos de chacun d'eux j'expose brièvement les diverses façons d'agir qui ont été proposées ; je les discute et les apprécie. Enfin je donne la description du procédé adopté par M. Trélat. Je ne pouvais mieux faire que de reproduire le texte exact des notes que mon savant maître a bien voulu me communiquer.

Les documents que j'ai dû étudier sont fort nombreux. On a publié sur la périnéorrhaphie un nombre considérable de mémoires, d'articles de journaux, d'observations. Il eût été inutile et fastidieux de donner le dépouillement complet de tout ce qui a été écrit sur ce sujet. J'ai laissé de côté toutes les observations qui n'étaient que la reproduction exacte des procédés déjà décrits. Pour ceux-ci, j'ai insisté surtout sur ceux qui sont le plus ordinairement employés, mentionnant brièvement les anciens procédés qui n'ont plus qu'un intérêt historique.

J'ai cru inutile de transcrire, suivant l'usage, un certain nombre d'observations copiées dans les auteurs ou dues à la bienveillance de mes maîtres ou de mes amis. En pareille matière, les observations ne sont intéressantes qu'à deux points de vue : elles renferment la description du procédé employé ; elles donnent le résultat de l'opération. Les divers procédés seront décrits dans le cours de mon travail. Quant aux résultats, j'indiquerai plus loin la façon de les interpréter.

Il me reste à dire sur quels principes je me suis appuyé pour apprécier les diverses méthodes opératoires. J'aurais pu rapprocher toutes les observations où l'on avait appliqué le même procédé, noter les résultats, puis comparer le nombre des succès à celui des insuccès. C'est ordinairement ainsi qu'on procède lorsqu'on veut apprécier la valeur d'une méthode thérapeutique. Je ne pouvais songer à agir ainsi. Le nombre des procédés est trop considérable, les observations trop rares. Du reste, rien de plus difficile que d'avoir une idée exacte des résultats que donne une opération aussi délicate que la périnéorrhaphie. On réunit souvent sous la rubrique « succès » des résultats très-différents. On échoue complétement une première fois; on recommence quelques mois plus tard, on réussit et on donne cela comme un succès. Ailleurs, il reste une fistule recto-vaginale; c'est encore un succès. On verrait diminuer le nombre des succès si on ne considérait comme tels que les cas où, d'emblée, la réunion est complète. En outre, les insuccès sont généralement dus à la malade; ses tissus n'étaient pas assez fermes; elle n'a pas su rester constipée assez longtemps; elle a laissé ses gaz s'accumuler derrière l'anus. Enfin les statistiques des inventeurs sont genéralement plus favorables que celles de leurs imitateurs. Ajoutons que bien des auteurs ne donnent qu'une observation, ce qui est absolument insuffisant pour juger leur procédé.

Mais si je refuse toute valeur à la statistique portant indistinctement sur tous les cas, j'accorde, au contraire, une grande importance aux statistiques partielles données par les chirurgiens qui ont pratiqué un certain nombre de fois la périnéorrhaphie. Je me propose de faire connaître les résultats obtenus par M. Trélat et le procédé qu'il emploie. Il a pratiqué onze fois la périnéorrhaphie; neuf fois le succès a été complet. Je donne ici l'exposé général de son procédé (1) :

« L'opération de périnéorrhaphie que je pratique et que j'applique à la déchirure totale, à la déchirure incomplète, et à la fistule recto-vaginale s'accompagnant de déchirure incomplète, repose sur les principes suivants plus ou moins complètement adoptés d'ailleurs par beaucoup de chirurgiens contemporains.

J'avive aux dépens de la muqueuse vaginale et de la cica-

---

(1) Les lignes suivantes sont tirées des notes inédites que M. Trélat a bien voulu m'autoriser à publier.

trice qui, de chaque côté, représente la fourchette et le périnée rompus, une suffisante étendue de surface saignante pour avoir dans tous les points un affrontement de larges surfaces, et non de bords minces juxtaposés.

Ces larges surfaces avivées, je les rapproche par deux ou trois gros fils simples qui les traversent d'outre en outre vers leur centre de figure, et qui, correspondant de chaque côté à des plaques de plomb servant d'arrêt, les pressent avec plus ou moins d'énergie l'une contre l'autre.

Cela constitue la partie fondamentale de l'opération. Cependant je réunis avec soin, d'autre part, le bord vaginal et le bord périnéal des surfaces afférentes à l'aide de délicates sutures superficielles.

Comme M. Verneuil, comme M. de Roubaix, je ne pratique aucune suture du bord rectal, me contentant, au moment opportun, d'en repousser les deux lèvres vers le rectum, de manière à empêcher l'enroulement de la muqueuse à ce niveau.

Mes points de suture enchevillée traversent, d'un trajet que je cherche à rendre aussi rectiligne que possible, une très-grande épaisseur de tissu. L'expérience réitérée m'a appris que les fils en anse, destinés à déplacer, à mobiliser l'angle supérieur de la plaie, à froncer comme une bourse les bords de la division rectale et du sphincter de l'anus écartés, étranglent les tissus, les coupent, déterminent la suppuration profonde, et ne produisent pas le résultat désiré. J'ai donc disposé ces fils sur un trajet rectiligne, en leur demandant le même mode d'action que le tapissier demande à la ficelle qui réunit deux capitons.

D'autre part j'ai constaté que lorsque ces fils pénètrent à une courte distance des bords de l'avivement, et cheminent sous une faible épaisseur de tissus, ceux-ci n'ont ni élasticité, ni résistance suffisantes, et s'ulcèrent sous les chevilles ou sous les plaques avant que la suture n'ait produit l'adhésion.

J'ajoute encore que, dans le mode de suture profonde qui sera décrit plus loin, j'ai l'avantage de pouvoir, au bout de vingt-quatre ou de quarante-huit heures, desserrer, si cela est nécessaire, chaque point de suture isolément sans l'enlever.

Il est nécessaire que, avant l'opération, les fonctions digestives soient régularisées, et que la constipation puisse être obtenue. La veille de l'opération, l'intestin de la malade est évacué à l'aide d'un purgatif et de lavements ; elle prend un nouveau lavement le matin de l'opération. Je maintiens, après l'opération, la constipation pendant cinq à six jours; au bout de ce temps on provoque l'évacuation des matières alvines ; le lendemain les sutures sont enlevées en totalité, sauf exception pour quelques points. Pendant la semaine qui suit, le nouveau périnée est soutenu par une longue bande de diachylum, large comme la main, qui rapproche les deux fesses, et se fixe, par ses deux chefs, sur la partie antérieure du ventre et de l'épigastre. Pendant cette seconde semaine, des injections et des lavages alcoolo-phéniqués sont pratiqués dans le vagin, et sur la vulve et le périnée. »

I. — *A quel moment faut-il faire l'opération ?*

Le plus souvent le chirurgien n'est consulté qu'à une époque éloignée de l'accouchement, lorsque les bords de la déchirure sont cicatrisés. Parfois cependant, il est appelé dans les premiers jours qui suivent l'accident. Dans ce cas, quelle conduite doit-il tenir ?

Les opinions sont partagées. Roux et Velpeau repoussaient énergiquement l'opération immédiate. Ils disaient que les lèvres de la déchirure sont souvent contuses, que la plaie va être irritée par l'écoulement des lochies. Ils redoutaient enfin l'apparition d'accidents puerpéraux.

Nélaton, adoptant une partie de ces idées, attendait pour suturer que les bords de la plaie bourgeonnassent ; il tentait alors une réunion par seconde intention.

La plupart des chirurgiens sont aujourd'hui partisans de l'opération immédiate. On fait ressortir le peu de gravité de l'opération. L'on ajoute que, si l'on échoue, il est toujours temps de faire une nouvelle tentative. La suture faite aussitôt après l'accouchement a l'avantage d'être une opération très simple ; tandis que la périnéorrhaphie, après la cicatrisation isolée des bords de la déchirure, est une opération très-délicate.

Il nous semble que pour apprécier la valeur de l'opération immédiate, il faut distinguer les déchirures complètes des déchirures incomplètes.

L'intégrité ou la déchirure du sphincter, voilà la cause qui explique les succès et les insuccès.

S'il s'agit d'une déchirure incomplète (c'ést-à-dire si le sphincter est intact), quelle que soit son étendue, la guérison est la règle. Il suffit d'appliquer quelques serre-fines pendant vingt-quatre heures. Souvent la position seule suffit pour amener la guérison. Ce sont des cas semblables qui ont fait croire à certains auteurs du siècle dernier,que les déchirures du périnée guérissaient spontanément. On aura d'autant plus de chances de réussir qu'on sera plus près du début de l'accident. On peut encore tenter la réunion, avec des serres-fines, vers le neuvième ou le dixième jour, mais sans grandes chances de succès.

Si la déchirure est complète, si le sphincter est rompu, si surtout la cloison recto-vaginale est atteinte, que doit-on faire?

La guérison spontanée par la position est impossible ; l'application de serre-fines échoue presque surement. Faut-il rapprocher les bords de la plaie,au moyen d'une suture métallique? C'est le conseil que donnent la plupart des auteurs classiques. Si on ne réussit pas, disent-ils, on en est quitte pour recommencer plus tard. Il est fort difficile de donner une règle précise. Les cas où la suture, pratiquée immédiatement pour une déchichirure complète, a réussi, doivent être bien rares puisque M. Guéniot n'en connaît pas (1). M. Blot est également hostile à l'opération immédiate. M. Verneuil (2) l'a pratiquée une fois trois jours, et une seconde fois, trois semaines après l'accouchement. La première malade fut emportée par la fièvre puerpérale au bout de dix jours, sans qu'on ait pu savoir quel avait été le sort de la suture ; dans le second cas, l'échec fut complet ; la réunion ne se fit en aucun point. Il est facile, du reste, de comprendre l'insuccès constant, dans tous ces cas, de la suture immédiate. Ce qui a pu induire les observateurs en erreur, ce sont les dimensions énormes qu'acquiert le périnée pendant l'accouchement ; Sa longueur atteint 10, 12 et 15 centimètres. Qu'une déchirure vienne à se produire, qu'elle s'étende de la fourchette à l'anus, on croira immédiatement à une lésion épouvantable. Il peut très-bien se faire cependant que le sphincter soit intact, que la déchirure soit incomplète, comme on pourra le voir quelques heures plus tard lorsque le périnée aura repris ses dimensions normales. Dans ces cas les serrefines suffisent pour amener la guérison ; mais le sphincter était intact.

En résumé, dans les déchirures *complètes*, la suture pratiquée aussitôt après l'accident échoue presque toujours, nous dirions volontiers toujours. Elle est donc inutile. Peut-être n'estelle pas sans dangers, si l'on songe aux accidents puerpéraux si fréquents après l'accouchement. Nous croyons donc qu'on fera bien de s'abstenir de la suture. Nous n'avons pas plus de confiance dans l'application de grandes serre-fines ; mais comme ce moyen est simple et sans danger, nous ne voyons aucun inconvénient à son emploi.

---

(1) *Bull. de la Soc. de chir.*, 5 avril 1876. Rapport de M. Guéniot sur le mémoire de M. Hue, de Rouen, et discussion.

(2) *Mémoires de chirurgie. Chirurgie réparatrice*, t. I, 1re édition, 1877, p. 988.

La question de l'opération immédiate étant écartée, à quel moment faut-il faire la périnéorrhaphie ? Peut-on agir dès que les bords de la déchirure sont cicatrisés? Tous les auteurs s'accordent à dire qu'il faut laisser passer la période pendant laquelle la femme est exposée aux accidents puerpéraux. D'autres ajoutent qu'il faut attendre les deuxièmes règles.

Ces principes sont d'une importance capitale. Chaque fois qu'on a opéré prématurément, pour satisfaire au désir des malades, on a eu des échecs complets. Mais ces délais ne sont pas suffisants. Presque tous les chirurgiens, et M. Trélat avec eux, attendent au moins six mois. Ce qu'ils redoutent, ce ne sont pas des accidents puerpéraux, mais un défaut de plasticité chez la malade. Ils laissent à l'utérus le temps de subir son involution. Si la femme nourrit, il est évident qu'il faudra attendre qu'elle ait cessé d'allaiter.

II. — *Préparation de la malade.*

La périnéorrhaphie est une opération très-délicate. Avant de la pratiquer, il est nécessaire que la malade se trouve dans certaines conditions indispensables au succès.

Les déchirures du périnée s'accompagnent souvent de rectocèles, de cystocèles, et de chutes de la matrice. Il ne peut être question de traiter préalablement ces complications, puisque la périnéorrhaphie a pour effet et quelquefois pour but de les faire disparaître. Mais il est d'autres complications dont la disparition est nécessaire. Il existe parfois de la métrite avec ulcération du col, s'accompagnant de leucorrhée abondante Quelques cautérisations, le repos, des bains, pourront sinon la guérir complétement, du moins l'améliorer, et par suite diminuer l'écoulement. Mais ce sont surtout les complications du côté du tube digestif qu'il faut redouter. Le plus ordinairement les malades, pour diminuer l'incontinence des matières, se soumettent à un régime qui produise la constipation. Cependant, dans quelques cas il existe une diarrhée incoercible, liée en général à une rectite. Il ne faut faire l'opération que lorsqu'elle aura été complètement guérie. Cela est souvent fort difficile, car elle est entretenue par la lésion de la cloison, et l'opération est le seul moyen de la faire disparaître définitivement. M. Trélat, dans ses leçons cliniques (1), raconte l'histoire d'une malade qui portait depuis sept ans une fistule recto-vaginale avec déchirure de la fourchette, sans en ressentir de grands inconvénients. Au bout de ce temps survint de la rectite. Son état devint alors intolérable. Elle consulta un médecin qui reconnut la fistule et qui, pensant avec raison que cette lésion entretenait l'inflammation du rectum, adressa la malade à M. Trélat. Celui-ci fut d'abord très-embarrassé. Pour guérir la rectite, il fallait oblitérer la fistule ; mais pour faire l'opération, il fallait faire disparaître les accidents intestinaux. C'est à eux qu'il s'attaqua d'abord ; puis, lorsque la diarrhée et le ténesme eurent momentanément disparu par un traitement médical approprié, il fit la périnéorrhaphie, et guérit du même coup la malade de sa fistule et de sa rectite.

L'incontinence des matières amène souvent de l'érythème et des excoriations de la vulve. On en fera disparaître la cause en produisant la constipation, et on combattra l'irritation des parties par des bains et des soins de propreté.

Enfin, on se souviendra que les opérations anaplastiques échouent souvent par suite d'un mauvais état général. Si les malades sont faibles et débilitées, on leur prescrira du fer, du quinquina, et le séjour à la campagne, jusqu'à ce que leur santé se soit améliorée.

C'est là ce qu'on peut appeler la préparation éloignée des malades. Il faut encore, au moment de pratiquer l'opération, les soumettre à une préparation immédiate ayant pour but de produire la constipation pendant quelques jours. La veille de l'opération on donne un purgatif; le matin un lavement, afin de vider complètement le tube digestif.

(1) Cette leçon faite à la Charité au mois de juin 1879 sera prochainement publiée dans le *Progrès médical,* et plus tard prendra place dans le *Recueil des Leçons cliniques* de M. Trélat.

III. — *Avivement.*

Après avoir rasé les parties et les avoir lavées à l'eau phéniquée, on anesthésie la malade. Presque tous les chirurgiens se servent simplement du chloroforme. Lorsqu'il s'agit de faire une opération sur la face ou sur les parties génitales, M. Trélat produit l'anesthésie par un autre procédé. Une heure et demie avant l'opération, il donne une potion contenant 6 grammes de chloral, et 40 grammes de sirop de morphine. Chez les jeunes gens et chez les femmes on obtient ordinairement une anesthésie rapide et complète, ayant l'avantage de durer assez longtemps. Chez les hommes, le résultat est moins certain. Si l'anesthésie n'est pas complète, on donne le chloroforme, et il suffit en général de quelques inhalations pour produire la résolution et l'insensibilité.

On place la malade sur le bord d'une table étroite, dans la position de la taille ; les cuisses sont fléchies sur le bassin, et les jambes sur les cuisses. De chaque côté un aide maintient les membres inférieurs, et écarte, en les tendant, les grandes lèvres et les bords de la déchirure.

Plusieurs chirurgiens recommandent l'emploi du spéculum de Sims, appliqué sur la paroi antérieure du vagin, et maintenu par un aide qui tient le manche au-dessus du pubis. Il n'est utile que dans les cas où on ne peut bien apercevoir l'angle supérieur de la déchirure.

Actuellement presque tous les chirurgiens font l'avivement de la même manière. Il n'en a pas été toujours ainsi. Roux, Dieffenbach et les chirurgiens qui les imitèrent, se bornaient, au niveau de la cloison, à aviver les bords de la déchirure, en excisant la cicatrice perpendiculairement aux surfaces. Ils mettaient tous leurs soins à maintenir bien accolées les surfaces avivées, les uns, avec Roux, en rapprochant les tissus par la suture enchevillée, les autres, avec Dieffenbach, en pratiquant sur les fesses des incisions libératrices, quelques-uns même, combinant les deux procédés, joignaient à la suture enchevillée les incisions de Dieffenbach.

Malgré les succès obtenus, les insuccès étaient encore nombreux. Des modifications plus ou moins heureuses furent apportées à ces procédés ; elles n'eurent pas grand retentissement Il n'en fut pas de même du procédé de Langenbeck. Cherchant la cause des insuccès dans l'opération de Roux et de Dieffenbach, il les attribua à l'irritation produite sur la plaie par les liquides vaginaux. Il proposa de tailler deux lambeaux avec la muqueuse vaginale, de les amener en avant, et de les suturer à l'angle antérieur du périnée de façon à former un plan incliné conduisant au dehors les liquides vaginaux.

Aux procédés par suture, il substituait un procédé par *autoplastie*.

Nous ne décrirons pas le procédé de Langenbeck, aujourd'hui abandonné ; mais nous allons donner quelques indications sur des procédés qui en dérivent. Ils ne sont guère employés ; mais les noms de leurs inventeurs sont trop connus pour que nous puissions les passer sous silence.

Demarquay, après avoir avivé triangulairement la cicatrice périnéale, dédoublait la cloison, de façon à former deux lambeaux, l'un rectal, l'autre vaginal.

M. Le Fort taille de chaque côté un lambeau vaginal, à convexité inférieure, et dont les extrémités répondent d'une part à l'angle profond de la déchirure, et d'autre part à l'angle vulvo-périnéal du nouveau périnée.

Le procédé de M. Richet a été décrit par deux de ses élèves, mais d'une façon un peu différente par chacun d'eux (1). M. Serres, après avoir parlé de l'adaptation à la périnéorrhaphie des procédés américains pour la fistule vésico-vaginale, après avoir rappelé l'observation lue par M. Verneuil à la Société de chirurgie en 1862, ajoute qu'en 1866, M. Richet a em-

(1) Serres. *Des fistules recto-vaginales considérées surtout au point de vue du traitement.* Th. inaug. Paris, 1867, n° 275. — Bourdon (Emmanuel), *Des anaplasties périnéo-vaginales.* Th. inaug. Paris, 6 mars 1875.

ployé avec succès le procédé de M. Verneuil pour une déchirure complète du perinée et de la cloison. Il dit, dans ses conclusions, que la méthode américaine est la seule vraiment rationnelle. M. Bourdon, au contraire, dit que le procédé de M. Richet a une certaine analogie avec celui de Langenbeck, il le rapproche de ceux de Demarquay et de M. Le Fort : « M. Richet, dit-il, dissèque la muqueuse vaginale dans une certaine étendue, de façon à la séparer de la muqueuse rectale et à dédoubler ainsi la cloison... La muqueuse est décollée et forme un lambeau flottant dont les bords peuvent être rapprochés et suturés sur la ligne médiane. » (Loc. cit. page 46). C'est surtout par la façon de faire la suture que ce procédé diffère des autres procédés à lambeaux.

Je me borne à mentionner le procédé très-compliqué de Freund. On en trouvera, sinon la description, du moins les figures dans les leçons de M. Péan (1).

Tous les procédés par autoplastie ont des inconvénients du même genre. Ils nécessitent soit des incisions libératrices, soit l'incision du sphincter. Ils divisent le tissu cellulaire vagino-rectal, ce qui n'est pas sans dangers, comme le fait observer de Roubaix, lorsque la déchirure s'étend jusqu'au voisinage du cul-de-sac recto-vaginal. Ils exigent presque toujours la suture rectale. M. Richet, il est vrai, la repousse ; mais M. Le Fort le lui reproche ; enfin ils sont compliqués. Quant à l'avantage de mettre la plaie à l'abri des liquides soit vaginaux, soit rectaux, on l'obtient par des procédés plus simples, plus rationnels, et n'ayant pas les inconvénients que nous venons de signaler. Aussi n'est-il pas étonnant que presque tous les chirurgiens aient adopté aujourd'hui un autre mode d'avivement.

Il suffit de jeter un coup-d'œil sur les descriptions de périnéorrhaphie données dans les publications récentes, en France, en Amérique, en Angleterre, en Allemagne, pour voir que tous les auteurs, repoussant les méthodes autoplastiques, font

---

(1) Péan. *Leçons de clin. chir.*, professées à l'hôp. Saint-Louis pendant les années 1875 (2e semestre) et 1876. Paris, Germer Baillière, 1879, p. 282.

l'avivement d'après les mêmes principes. Ils adaptent à la périnéorrhaphie les procédés d'avivement employés par les chirurgiens américains pour le traitement des fistules vésico-vaginales.

M. Verneuil, croyons-nous, est le premier chirurgien qui fit la périnéorrhaphie d'après ces principes. Dans une très-intéressante communication à la Société de chirurgie, le 14 mai 1862, il rendit compte d'une opération qu'il fit au mois de décembre 1861. « J'étais guidé, dit-il, par cette idée générale, que les procédés autoplastiques sont essentiellement destinés à remédier aux lésions accompagnées de pertes de substance, mais que, lorsque cette particularité manque, il faut se contenter des réunions simples, ou *haphies*, en exécutant celles-ci avec toutes les précautions nécessaires, et en utilisant toutes les nouvelles conquêtes de la médecine opératoire. »

Voici comment il décrit l'avivement : « Pour être sûr d'obtenir des deux côtés une surface saignante d'égale dimension, je trace avec la pointe du bistouri la limite exacte des deux facettes d'avivement. En arrière, l'incision longe la muqueuse rectale sans l'intéresser, et en laissant même entre elle et la plaie d'avivement un petit liseré longitudinal de 1 millimètre de largeur ; de cette façon, j'évite la muqueuse intestinale. En revanche, je dépasse hardiment les limites qui séparent la cicatrice de nouvelle formation, du vagin en avant, et de la peau en bas.

« Je n'enlève que l'épaisseur des parties molles rigoureusement nécessaire, c'est-à-dire qu'avec un bistouri très-tranchant j'abrase très-superficiellement des deux côtés, sacrifiant une couche de moins de 1 millimètre. Pour aviver, j'observai les mêmes règles que pour la fistule vésico-vaginale, c'est-à-dire que je respectai complétement la muqueuse rectale et ménageai le liseré de sa soudure avec la muqueuse vaginale. C'est aux dépens de celle-ci que je créai tout autour de l'angle de la déchirure une surface saignante en forme de fer à cheval, large de plus de 1 centimètre, et formée par l'abrasion des couches les plus superficielles de la muqueuse. »

Les avantages de ce nouveau mode d'avivement sont incontestables et incontestés. Nous nous bornerons à les indiquer; ils sont trop connus pour qu'il soit nécessaire d'y insister. L'opération ainsi pratiquée est simple, elle est rationnelle. On a une large surface d'avivement ; on ne touche pas au tissu cellulaire de la cloison ; on respecte la muqueuse rectale si vasculaire et si irritable ; on peut se dispenser des incisions libératrices ; on peut enfin, en pratiquant des sutures convenables, se mettre à l'abri de quelques accidents *suturés,* suivant l'expression de M. Verneuil.

En 1864, M. de Roubaix (1) (de Bruxelles), fit connaître le résultat de sa pratique. Il faisait l'avivement absolument comme M. Verneuil. Sa description ne diffère de celle du savant professeur de la Faculté de Paris, qu'en ce qu'elle précise mieux les limites antérieures de l'avivement, entre les grandes lèvres et l'anus. Je ne donne pas cette partie de sa description; M. Trélat pratique l'avivement exactement de la même manière que M. de Roubaix ; on trouvera à la fin de ce chapitre la description qu'en donne mon savant maître, dans les notes inédites qu'il m'a communiquées.

La figure que M. de Roubaix joignit à son article diffère un peu de celle que nous donnons plus loin, par la façon de limiter l'avivement en avant. C'est la seule différence qu'il y ait entre elles. Si on lit le texte de M. de Roubaix, on verra que la figure qu'il donne n'est pas exactement conforme à sa description, nous avons fait la correction.

J'ai insisté sur la description de M. Verneuil parce qu'elle est la première de ce genre ; parce qu'elle est plus détaillée et plus précise que celles qui l'ont suivie. J'ai insisté sur la planche qui accompagne le travail de M. de Roubaix, parce qu'elle est la seule qui reproduise exactement la forme de l'avivement *lorsqu'il s'agit de déchirures totales.* Les figures ne manquent pourtant pas dans les ouvrages récents. Toutes s'appliquent à

---

(1) de Roubaix. *Presse méd. Belge*, n° 10, 21 fév. 1864.

des déchirures incomplètes, ou tout au moins peu profondes ; *le bord rectal* de l'avivement n'existe pas, ou est à peine indiqué. Aussi existe-t-il une certaine obscurité dans plusieurs descriptions.

J'ajoute qu'elles sont, pour la plupart, beaucoup trop laconiques. Elles renferment des détails secondaires, mais l'essentiel ne s'y trouve pas. On se borne à dire qu'il faut aviver largement, qu'il faut respecter le rectum ; quelques auteurs ajoutent que l'avivement doit être complet, qu'il faut étancher le sang avec soin ; pour les uns les ciseaux sont préférables au bistouri, pour les autres le bistouri est préférable aux ciseaux. Peut-être cette brièveté tient-elle à ce que les auteurs supposent trop connues les descriptions de M. Verneuil et de M. de Roubaix, peut-être songent-ils aux déchirures peu profondes, comme le font supposer les figures qu'ils donnent ; mais il est certain qu'un chirurgien qui pratiquerait pour la première fois la périnéorrhaphie serait fort embarrassé pour faire l'avivement, s'il n'avait pour guides que les descriptions succinctes de la plupart des auteurs et les figures qu'ils y ajoutent.

Dans beaucoup de descriptions on ne trouve pas d'indications exactes sur le point où doit s'arrêter en bas la ligne d'avivement qui suit le bord rectal. Dans ces derniers temps, quelques chirurgiens (1), suivant l'exemple des américains, ont recommandé de dépasser les limites antérieures de l'anus, de façon, après l'accolement, à rétrécir cet orifice. Ce précepte est la conséquence de certaines idées théoriques que nous discuterons à propos des sutures. Je m'empresse de dire que cette pratique est repoussée par M. Trélat. Voici comment il pratique l'avivement (2) :

« La malade rasée, lavée à l'eau phéniquée, anesthésiée (3),

(1) Hue. *Etude sur la périnéorrhaphie.* (*Ann. de Gyn.*, t. VI, juillet 1876, p. 1. — *Bull. de la Soc. de chir.*, 5 avril 1876. — Terrillon. *Loc. cit.*

(2) Notes inédites.

(3) M. Trélat donne, une heure et demie avant l'opération, une potion avec 6 gr. de chloral et 40 gr. de sirop de morphine. Si l'anesthésie n'est pas complète, quelques inhalations de chloroforme suffisent pour la produire (V. p. 23).

est placée à bon jour, sur le bord d'une table étroite, sur le dos, les genoux fléchis, et symétriquement maintenus.

« Une première incision suit rigoureusement le bord de la déchirure de la cloison, en respectant le liseré de la muqueuse rectale. Elle descend en bas jusqu'à la limite antérieure des plis rayonnés de l'anus. Répétée de chaque côté, elle a, comme la déchirure, la forme d'un V, ouvert en bas.

« Une seconde incision commence juste à 10 ou 12 millimètres au-dessus de l'angle de la première. Elle est conduite sur la muqueuse vaginale, parallèlement à celle-ci, jusqu'à la rencontre de la cicatrice de la déchirure de la fourchette : elle se relève alors au-dessus de cette cicatrice et jusqu'à sa limite antérieure, soit horizontalement, soit plus ou moins obliquement, suivant la profondeur de la déchirure.

« Une troisième incision, qui réunit les deux premières, continue par sa direction le bord interne des grandes lèvres, et la place bilatérale de l'ancien raphé périnéal.

« Cette manœuvre, répétée de chaque côté, donne une surface avivée qui, dans ses parties antérieures, représente toute la hauteur et l'épaisseur du périnée rompu, et dans sa partie postérieure, deux plans obliques de plus de 1 centimètre de large, taillés aux dépens de la muqueuse vaginale seule. »

IV. — *Sutures.*

Lorsqu'on étudie les procédés employés actuellement en France et à l'étranger, on voit qu'ils diffèrent surtout par la façon de pratiquer la suture. Presque tous les chirurgiens sont en effet d'accord sur la façon de faire l'avivement. Les discussions commencent lorsqu'il s'agit des sutures. Les auteurs sont en général très-brefs sur l'avivement ; ils donnent au contraire de longues descriptions des sutures.

Malgré les progrès réalisés par la chirurgie réparatrice dans ces dernières années, lorsqu'il s'agit de la périnéorrhaphie, les difficultés sont toujours les mêmes. Le grand écueil est toujours la fistule recto-vaginale consécutive. Chacun, suivant l'opinion qu'il se faisait de la cause de cet accident, essayait de le prévenir par un mode particulier de suture. Dans ces dernières années, les chirurgiens américains, dont les idées ont trouvé en France d'ardents défenseurs, se sont inquiétés d'un autre accident consécutif, l'incontinence des matières par insuffisance du sphincter ; ils ont cru y remédier par une suture spéciale.

Nous allons exposer d'abord les principaux modes de suture employés. Nous discuterons ensuite leur valeur ; enfin nous terminerons en faisant connaître le procédé de M. Trélat, qui nous paraît réaliser mieux que les autres les indications que doivent remplir les sutures dans la périnéorrhaphie.

Nous pouvons faire un premier groupe des procédés à lambeaux.

Langenbeck faisait une suture vaginale, une suture rectale, et une suture enchevillée.

Demarquay a conservé les sutures rectales et vaginales ; mais les fils de la suture profonde sont noués au-devant du périnée.

M. Richet a supprimé la suture rectale de Langenbeck et de Demarquay. Il conserve la suture vaginale, mais en lui faisant subir une importante modification ; les fils pénètrent à une certaine distance des bords libres des lambeaux de façon à les accoler par leurs faces cruentées et à former une sorte de crête qui protège le nouveau périnée. Il fait ensuite la suture enchevillée.

Enfin, M. Le Fort a repris la suture rectale qu'il reproche à M. Richet d'avoir abandonnée (1).

(1) Malgaigne. *Méd. opér.*, 8e éd., par Lefort, t. II, *Déchirure du périnée*, p. 681. Description du procédé de M. Lefort, p. 684.

Tous ces chirurgiens font des incisions libératrices sur les fesses ou incisent le sphincter.

Les procédés de suture qui vont suivre diffèrent beaucoup des précédents. En effet, il ne s'agit pas de suturer des lambeaux, mais de rapprocher des surfaces avivées. Tous ont ce caractère commun, qu'ils dispensent des incisions libératrices et de la suture rectale.

MM. Verneuil et de Roubaix font la suture vaginale de la même façon que dans l'opération de la fistule vésico-vaginale. Ils font la suture profonde, enchevillée, mais ils diffèrent par la façon de passer les fils.

M. Verneuil fait remarquer que si on ne fait pas de suture rectale (suture que du reste il repousse), les lèvres de la plaie tendront à s'écarter du côté du rectum. Aussi cherche-t-il à y suppléer en donnant une direction particulière à la suture profonde qui aura un double effet : rapprocher l'avivement périnéal, rapprocher les bords de la déchirure rectale. Il donne à cette suture le nom de périnéo-rectale. Elle se compose de 3 fils situés les uns au-dessus des autres, et pénétrant dans les tissus un peu en dehors des surfaces avivées. Le supérieur traverse la déchirure vers l'angle supérieur, le moyen, à sa partie moyenne, l'inférieur au voisinage de l'anus. La disposition la plus importante c'est qu'à leur partie moyenne ils sont situés dans l'épaisseur de la cloison, au voisinage du rectum. Dans leur ensemble, les sutures vaginales et perinéo-rectales, sont donc situées sur deux plans superposés.

M. de Roubaix a modifié la suture profonde. Il place d'abord le fil inférieur, et le fait remonter en haut et en arrière jusqu'à l'angle de la déchirure. Il cherche ainsi à attirer la cloison en bas et en avant.

Je vais parler maintenant des procédés de suture de Emmet, et Gaillard-Thomas, acceptés et défendus par Huë, Leblond, Terrillon.

Ces procédés ont certainement le mérite de la simplicité, puisqu'ils se contentent d'une seule suture. Toutefois, je crains qu'ils ne soient insuffisants dans les cas où la déchirure est très profonde. « Si la déchirure s'étend à plus de 3 ou 4 centimètres au-dessus du bord antérieur de l'anus, il est préférable, dit Gaillard-Thomas, de faire une opération préliminaire pour restaurer la cloison jusqu'au voisinage de l'anus (1). » Nous dirons plus loin ce que nous pensons de l'opération en 2 temps déjà proposée par Laugier.

Emmet, Gaillard-Thomas et leurs imitateurs ne font ni suture vaginale ni suture rectale. Ils ne conservent que la suture profonde. Les uns fixent les fils sur des chevilles ; les autres, ler tordent, en avant du périnée.

Comme les autres chirurgiens, ils se proposent d'abord d'accoler solidement les surfaces avivées ; ils ont aussi un autre but ; ils veulent reformer le sphincter. Voyons comment ils passent leurs fils.

Les fils se divisent en deux groupes : les supérieurs et les inférieurs. Les inférieurs, en général au nombre de trois, placés les uns au-dessus des autres, sont situés pendant tout leur trajet, dans l'épaisseur des tissus. Leur partie moyenne au lieu de traverser l'espace compris entre les bords de la déchirure, remonte au-dessus de l'éperon, et chemine dans l'épaisseur de la cloison. Leur trajet décrit une courbe d'autant plus accentuée qu'ils sont plus inférieurs. Les fils supérieurs, destinés à rapprocher la partie supérieure de l'avivement périnéal, sortent en arrière au niveau de la lèvre postérieure de cet avivement, et traversent le vagin d'un côté à l'autre. Tous les fils sont ensuite tordus en avant du périnée.

Pour reconstituer le sphincter, ils donnent au fil le plus rapproché de l'anus une disposition particulière. Dans les déchirures totales, les deux extrémités du sphincter demeurent écartées l'une de l'autre, par suite de la tonicité musculaire. Or, dans les procédés habituels de suture, au lieu d'accoler bout à bout les deux extrémités du sphincter, on rapproche simplement

---

(1) Gaillard-Thomas. *Traité clin. des mal. des femmes*, traduit par Lutaud, 1879, p. 106. V. Leblond. *Traité élém. de chir. gyn.*, p. 329.

les tissus divers sous-jacents à la cicatrice. Pour atteindre le but qu'ils cherchent, les chirurgiens dont nous parlons, au lieu de faire pénétrer le fil inférieur au niveau de l'angle antérieur de l'anus, comme on le fait d'ordinaire, enfoncent l'aiguille qui le porte plus en arrière, en se rapprochant du coccyx. Si on se rappelle le long trajet que décrit ce fil, on verra qu'il agit à la façon des cordons d'une bourse, qui resserreraient l'orifice anal en entraînant à la rencontre l'une de l'autre les deux extrémités du sphincter. Il est difficile de se rendre bien compte de l'effet qu'on cherche à obtenir si l'on n'a pas de figure sous les yeux; on trouvera des dessins schématiques dans Gaillard-Thomas, Leblond et Huë (1).

M. Terrillon a récemment publié une observation de périnéorrhaphie. Il décrit d'abord le procédé de Gaillard-Thomas, dont il se déclare partisan, particulièrement en ce qui concerne la suture des deux extrémités du sphincter. Mais il lui fait subir plusieurs modifications, qui rentrent complétement dans les idées que nous défendrons plus loin. Il ajoute la suture vaginale; il fixe les extrémités des fils de la suture profonde sur des bouts de sonde, au lieu de les tordre en avant du périnée; enfin il place profondément un gros fil métallique, fixé à ses extrémités par deux plaques de plomb.

On trouve mentionné dans la plupart des traités, le procédé de Baker-Brown. On le dit fort employé en Angleterre. Nous avons peu de choses à en dire, quoique nous ayons consulté le texte anglais (2). A part l'incision du sphincter, on ne trouve rien de précis dans la description, d'ailleurs très-brève, du chirurgien anglais. Il ne fait ni suture rectale, ni suture vaginale. Quant à la suture profonde, il se borne à dire qu'on place les fils les uns au-dessus des autres, en les faisant pénétrer profondément, de façon à ce qu'ils comprennent dans leur anse

(1) Dans les ouvrages que nous avons cités, et aux pages que nous avons indiquées.

(2) Baker-Brown. *On the surgical diseases of Women.* Nouvelle éd. London, 1866, p. 36.

une grande épaisseur de tissus. Leurs extrémités sont fixées sur deux bouts de sonde de chaque côté du périnée. Du reste, la figure que donne Baker-Brown s'applique manifestement à une déchirure qui n'atteint pas la cloison. J'ajoute que la figure reproduite dans le traité de Churchill (1), et dans l'article du *Dictionnaire de Médecine et de Chirurgie pratiques*, par M. Marduel (2), s'applique à des déchirures incomplètes, et à l'opération qui a pour but de rétrécir le vagin dans les cas de prolapsus utérin.

Je serai bref sur les procédés de suture employés par les Allemands. Je ne connais pas de traduction de leurs Mémoires sur la périnéorrhaphie. Je ne connais que les figures qu'on trouve dans certains ouvrages français, avec les quelques lignes d'explications qui les accompagnent. Simon fait des sutures rectales, vaginales et périnéales, mais, contrairement à ce que nous avons vu jusqu'à présent, ce sont les sutures rectales et vaginales qui sont profondes ; elles décrivent de grands cercles et forment ainsi deux plans superposés ; au niveau de l'angle profond du bord rectal de l'avivement, il y a deux ou trois fils qui traversent la cloison de part en part ; l'anse formée par leur partie moyenne est dans le rectum ; leurs extrémités sont ramenées dans le vagin. La suture périnéale est superficielle.

Dans le procédé de Hildebrandt, les sutures rectales et vaginales sont superficielles, mais les premières n'existent qu'en avant, au voisinage de l'anus ; les secondes n'existent qu'en arrière, au voisinage de l'éperon. Les fils de la suture périnéale sont enfoncés très-profondément et tordus en avant du périnée.

Je me borne à mentionner la suture de Heppner. Sa descrip-

(1) Churchill. *Traité prat. des mal. des femmes*, traduit par Wieland et Dubrisay. Nouvelle édition par Leblond. (J.-B. Baillière), 1874, p. 1042.

(2) *Nouv. dict. de méd. et chir. prat.* (J.-B. Baillière), t. XXVI, 1878, art. *Périnée*, par Maduel, p. 691.

tion est assez compliquée. Je renvoie aux figures qu'on trouve dans les auteurs (1).

Dans les leçons cliniques publiées récemment par M. Péan(1), se trouve un article sur la périnéorrhaphie. Le chirurgien de l'hôpital Saint-Louis donne bien peu de renseignements sur la façon de passer les fils : « Les fils profonds, au nombre de cinq à six sont passés les premiers, puis on passe les superficiels; tous sont fixés par torsion. » La figure qu'il donne manque de clarté; l'avivement qu'elle représente s'applique à une déchirure peu profonde; on voit des fils profonds alterner avec des fils superficiels.

Telle est, en résumé, la description des divers modes de suture aujourd'hui employés. Le lecteur aura peut-être quelque peine à s'en faire une idée bien nette, et cela pour deux raisons : le manque de figures, la brièveté de l'exposition. Il m'était impossible de reproduire les figures données par les auteurs; j'ai indiqué chemin faisant dans quels ouvrages on les trouverait. En second lieu, comme je l'ai déjà dit, je ne cherche pas à donner une description complète des divers procédés; j'ai voulu seulement indiquer les faits importants, ceux qu'il était nécessaire de rappeler.

Nous allons maintenant essayer d'apprécier la valeur des divers modes de sutures. Examinons d'abord la nature des fils.

Avant l'introduction en France des procédés américains, on ne se servait guère que de fils de soie ou de chanvre. Depuis, la plupart des chirurgiens ont adopté les fils d'argent. Nous ne di-

---

(1) On trouvera des indications sur les procédés des chirurgiens allemands dans les ouvrages suivants :

Nouv. Dict. de méd. et chir., prat. Loc. cit. Procédés de Simon et de Hildebrandt. — Péan. *Leçons de clinique chirurgicale*, professées à l'hôpital Saint-Louis pendant les années 1875 (2e semestre) et 1876 (Germer Baillière, 1879. — Procédés de Simon, Hildebraudt, Heppner, Freundt. — Lefort. *Médecine opératoire de Malgaigne*, 8e éd., p. 686, t. II, et Emmanuel Bourdon, th. citée, p. 69, donnent des figures de la suture de Heppner.

(2) Péan. *Loc. cit.*

rons pas avec Sims que l'emploi des fils d'argent est la plns grande découverte chirurgicale du XIXe siècle ; nous ne croyons pas que les tissus supportent sans réagir les fils d'argent ; mais il nous paraît évident qu'ils sont mieux tolérés que les fils de soie. Dans la périnéorrhaphie, ils nous paraissent en outre présenter des avantages spéciaux. Dans les sutures vaginales, par leur rigidité relative, ils assurent mieux l'accollement, sur une large surface, sans écraser les tissus. Ils sont plus faciles à enlever que les fils de soie, pour peu qu'ils soient situés profondément dans le vagin. Quant aux sutures profondes, les fils métalliques de grandes dimensions ont moins de chance de couper les tissus ; ils ont en outre l'avantage de pouvoir être fixés à leurs extrémités par des plaques de plomb dont l'emploi, comme nous le verrons, est préférable à celui des tiges rigides ou des sondes.

Quelques chirurgiens, depuis la vulgarisation du pansement de Lister, ont préconisé, dans les anaplasties, les fils de catgut. D'après eux, ils ne couperaient pas les tissus et seraient résorbés sur place. M. Mollière (1), de Lyon, les a appliqués avec succès. Ce mode de suture n'a pas encore été suffisamment expérimenté pour que nous le conseillions ; du reste, les quelques renseignements que nous avons pu recueillir semblent indiquer que le catgut coupe les tissus aussi bien que les fils métalliques.

Etudions maintenant les avantages et les inconvénients des divers modes de suture. Nous les étudierons dans l'ordre suivant :

1° *Sutures superficielles :*

a. Périnéales.

b. Rectales.

c. Vaginales.

2° *Sutures profondes.*

---

(1) *Lyon médical*, 1876, 27 fév., t. XXI, n° 9, p. 307. Note sur deux cas de périnéorrhaphie.

Les sutures périnéales *superficielles* ne donnent lieu à aucune discussion; on les emploie si les bords de la plaie s'écartent en avant; on les néglige si, dans le procédé dont on a fait usage, les bords du périnée sont bien rapprochés.

Les sutures rectales sont aujourd'hui généralement abandonnées, excepté en Allemagne. Leurs inconvénients sont bien connus. On sait quelle est la sensibilité de la muqueuse rectale; la présence d'un corps étranger, quelque petit qu'il soit, est une cause d'irritation et d'épreintes. De plus, il est souvent difficile d'enlever les fils les plus éloignés. Enfin, elles ont pour résultat de former une sorte de crête par l'accolement des bords de la déchirure, et de diminuer ainsi le calibre de l'intestin, d'autant mieux que les bords suturés se tuméfient souvent. Je ne sache pas qu'on ait signalé d'accidents éloignés de rétrécissement rectal; mais on sait que, au moment de la première garde-robe, le grand écueil est le rétrécissement de l'anus. Du reste, l'expérience a montré que, en pratiquant l'avivement comme nous l'avons indiqué, la suture rectale est inutile. Les inconvénients de cette suture sont une des causes qui doivent faire rejeter les procédés à lambeaux. Pour la même raison, je repousse les procédés allemands, ainsi que celui de Bantock (1) qui, voulant simplifier l'opération, remplace la suture vaginale, qu'il supprime, par la suture rectale. En résumé, il ne faut pas suturer le bord rectal de l'avivement.

La suture vaginale est employée par tous les chirurgiens français, Les Américains l'ont supprimée, mais à tort, selon nous; aussi nous n'avons pas été surpris de voir M. Terrillon y revenir. Elle n'a aucun des inconvénients de la suture rectale, en la supprimant, on simplifie, il est vrai, l'opération, mais au détriment du succès, Elle est indispensable pour bien assurer l'accolement des surfaces avivées. Pour qu'elle donne tout ce

---

(1) Granville Bantock. *On the treatment of rupture of the perineum* (*Obst Journ.*, janv. 1877, p. 655), cité par Leblond. *Traité élémentaire de chirurgie gynécologique.*

qu'on en doit attendre, il faut la faire d'une certaine façon e prendre quelques précautions. Il faut d'abord passer les fils comme dans l'opération de la fistule vésico-vaginale. Ils pénétrent dans la muqueuse vaginale à 4 millimètres du bord externe de l'avivement, rampent sous cette muqueuse et sortent, sur la surface avivée, au voisinage du bord rectal. Ils doivent éviter la muqueuse du rectum et ne contenir dans leur anse, lorsqu'ils seront serrés, que la muqueuse vaginale. Chaque fil est distant des fils voisins de 6 millimètres environ. La suture commence au niveau de l'angle supérieur de l'avivement vaginal; il faut avoir soin de passer un ou deux fils dans l'espace compris entre cet angle et celui de l'avivement rectal; faute d'avoir pris cette précaution on a eu quelquefois des fistules recto-vaginales consécutives. Les poiuts de suture sont continués jusqu'à l'angle vulvo-périnéal du nouveau périnée.

Pour serrer les fils, le moyen le plus simple consiste à les tordre avec les doigts. C'est ce que fait M. Trélat. Quant au fulcrum et aux autres instruments employés dans l'opération de la fistule vésico-vaginale, ils sont en général inutiles, puisqu'on voit et qu'on atteint facilement les parties. On pourra, pour fixer les fils, se servir de tubes de Galli.

Je ferai plusieurs remarques à propos de ce temps de l'opération. A quel moment doit-on serrer les fils de la suture vaginale ? Si on les fixe avant d'avoir serré la suture profonde, il est évident qu'ils exerceront en avant une traction exagérée sur les tissus. Si, au contraire, on serre d'abord la suture profonde, il sera très-difficile de tordre les plus rapprochés de l'éperon. Aussi M. Trélat conseille-t-il de serrer d'abord les points vaginaux les plus éloignés, puis la suture profonde et, enfin, de revenir aux fils vaginaux antérieurs.

En second lieu, pendant qu'on tord les fils, il faut surveiller attentivement les lèvres de la plaie, du côté du vagin et du côté du rectum. Si on se rappelle la forme de l'avivement et la façon dont sont passés les fils, on verra que, en les serrant, on forme, du côté du vagin, une sorte de crête verticale produite par l'adossement des surfaces cruentées. Il faudra donc rapprocher progressivement les deux plaies, et veiller à ce que les bords vaginaux soient bien en contact. Nous ferons remarquer à ce propos que pour produire la crête médiane dont nous parlons, il n'est pas nécessaire, comme le fait M. Richet, de dédoubler la cloison et d'adosser les lambeaux vaginaux par leurs faces profondes. Nous ajouterons que si les fils sont tordus avec soin, la plaie est protégée contre les liquides vaginaux tout aussi bien et même mieux que par tous les lambeaux imaginables. Du côté du rectum on veillera à ce que les bords de la déchirure soient exactement adossés.

Enfin il ne faut pas couper les fils trop près de la muqueuse ; il faut leur conserver une longueur suffisante pour qu'ils soient saillants hors de la vulve. Il est souvent fort difficile d'enlever les points de suture les plus éloignés. On y arrivera plus facilement si l'on tient l'extrémité du fil ; on n'aura qu'à le suivre, et on arrivera directement sur l'anse. Les fils seront réunis à leur extrémité par une bandelette de diachylum qui les empêchera de blesser les parties voisines.

Sutures profondes. — Nous avons vu plus haut les buts variés que se proposaient les chirurgiens en pratiquant la suture profonde. Ils cherchent surtout trois choses : tenir solidement accolées les surfaces avivées ; empêcher la production d'une fistule recto-vaginale ; reconstituer le sphincter anal.

Roux et ses imitateurs, en pratiquant la suture enchevillée, n'avaient qu'un but : mieux maintenir accolés les tissus. Pendant longtemps, on ne chercha rien de plus. Mais plus tard on voulut y joindre une action supplémentaire en donnant aux fils une direction spéciale, les uns cherchant à suppléer la suture rectale, les autres à abaisser l'angle supérieur de la déchirure, d'autres enfin à reconstituer le sphincter.

Pour nous, la seule chose qu'on doive chercher c'est l'accolement exact des surfaces avivées. Telle doit être la seule préoccupation du chirurgien. Si la suture vaginale a été soigneusement faite, si la suture profonde a été convenablement appliquée et suffisamment serrée, on n'a à craindre aucun des accidents auxquels les procédés les plus compliqués cherchent à remédier, et le résultat final, c'est-à-dire la réunion de l'avivement, est plus sûrement atteint.

Mais, pour que la suture profonde soit bien supportée, pour qu'elle agisse efficacement en un mot, pour qu'elle donne les bons résultats qu'on en doit attendre, il faut qu'elle soit faite suivant certaines règles. Il faut éviter les trajets plus ou moins compliqués qui donnent aux fils une direction circulaire. *Les fils profonds doivent être, autant que possible, rectilignes.* Les anses qu'ils décrivent compriment les tissus, les irritent et ne peuvent que nuire à la réunion.

C'est là le point capital du procédé de M. Trélat. Il fait remarquer que, si l'aiguille est enfoncée près des bords de la plaie, pour que le fil pénètre profondément, il faut forcément le diriger d'abord d'avant en arrière, puis traverser la déchirure, et, finalement, le faire sortir du côté opposé en le dirigeant d'arrière en avant. En agissant ainsi, même dans le cas où on ne cherche pas à obtenir un effet accessoire, on fait décrire au fil une courbe à concavité antérieure. Aussi M. Trélat donne-t-il le précepte d'enfoncer l'aiguille à 4 ou 5 centimètres du bord perinéal de l'avivement. Il se sert d'une longue aiguille de 10 cent. montée sur un manche. Son chas offre une disposition particulière. Elle est figurée dans le Bulletin de la Société de chirurgie pour l'année 1877. (Technique de l'uranoplastrie par le professeur Trélat.) C'est une aiguille à chas mobile pouvant pincer et ramener le fil. Elle paraît supérieure à celle que M. de Roubaix a présentée récemment à l'Académie de médecine de Belgique et dont le principe est emprunté à l'ancienne aiguille de Langenbeck pour la palatoplastie.

La réunion sera d'autant plus certaine que le trajet des fils profonds sera plus rectiligne. Cette raison seule pourrait nous dispenser de revenir sur les procédés des auteurs. Nous allons cependant montrer que le but accessoire qu'ils se proposent est ou inutile ou nuisible, et que parfois même il n'est pas obtenu.

« Dans le procédé ancien, dit M. Verneuil, le fil moyen formait une anse plus longue que l'antérieur et le postérieur ; il résultait de cette disposition que les deux moitiés du périnée

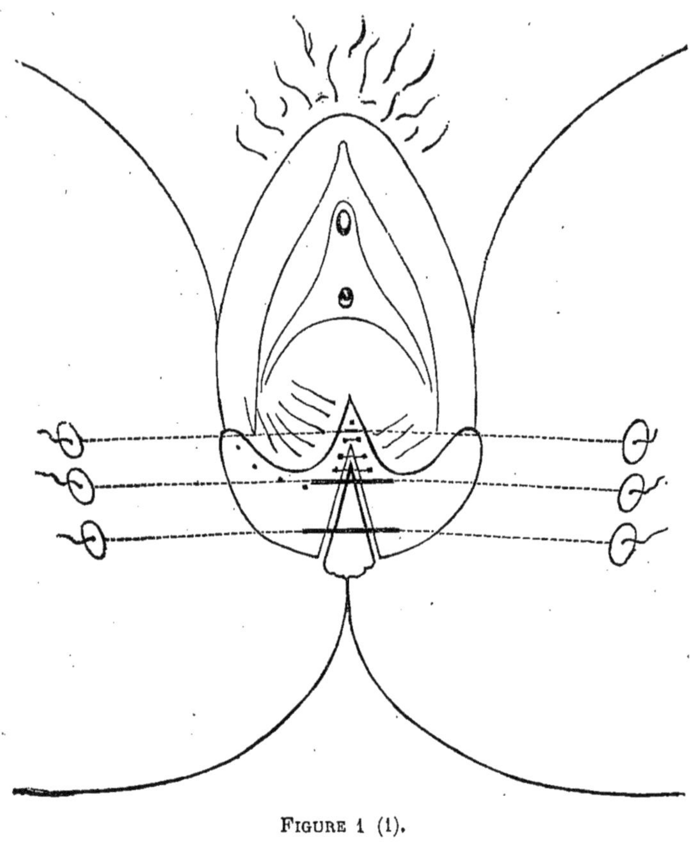

Figure 1 (1).

(1) Cette figure schématique représente l'avivement et la suture profonde. Les fils sont enfoncés assez loin des bords de l'avivement (4 à 5 cent.). Leur trajet est rectitigne. Les plaques métalliques représentées sur la figure sont beaucoup trop petites. Celles dont se sert M. Trélat ont 1 cent. 1/2 de long, et 1 cent. de large. Il arrive quélquefois qu'on est obligé de les faire chevaucher les unes au-dessus des autres par leurs extrémités.

La suture vaginale n'est indiquée qu'en arrière, et en avant que du côté gauche du lecteur.

étaient bien rapprochées au niveau de la peau, mais très-imparfaitement du côté du vagin, du rectum, et surtout au niveau de la cloison. Pour peu que les lèvres de la plaie baillent du côté du rectum, une parcelle de matières fécales ou même les gaz intestinaux, très-nuisibles à la réunion immédiate, s'interposent dans la fissure et font manquer l'adhésion. » Il repousse la suture rectale, et emploie la suture périnéo-rectale telle que nous l'avons décrite. Si on prend toutes les précautions que nous avons indiquées, il n'est pas nécessaire de s'occuper du rectum. Les résultats de M. Trélat, montrent qu'on n'a rien à redouter de ce côté. Les mêmes observations s'appliquent au procédé de M. de Roubaix.

Gaillard-Thomas prétend que les fils sont mieux supportés s'ils contournent la déchirure, au lieu de la traverser. Cette opinion n'est rien moins que démontrée, et on a l'inconvénient de faire décrire aux fils des courbes très-prononcées.

Quelle importance faut-il attacher à la prétendue réunion des deux bouts du sphincter? Les défenseurs de cette théorie supposent que les extrémités du sphincter sont libres, absolument comme si elles avaient été disséquées. Quoi qu'on dise ou qu'on fasse, on rapproche en bloc tous les tissus sous-jacents à l'avivement. Le seul résultat qu'on obtienne, c'est le rétrécissement de l'anus (1), et on le doit autant au prolongement de l'avivement en arrière, qu'à la direction du fil inférieur.

Du reste, nous ne voyons pas la nécessité de reconstituer le sphincter. L'incontinence des matières, après la périnéorrhaphie, est certainement très-rare ; il n'en est guère question dans les observations. Lorsque cet accident a été observé, on peut l'attribuer avec beaucoup plus de raisons aux trop grandes dimensions de l'anus qu'à l'insuffisance du sphincter, d'autant mieux qu'il a suffi parfois de quelques cautérisations pour le faire disparaître (2).

---

(1) Il ne s'agit bien entendu que du rétrécissement momentané qui suit l'opération.

(2) *Bull. Soc. chir.*, 5 avril 1876, observation de M. Guyon. Voir à la fin de

Quant au rétrécissement de l'anus, résultat forcé de ce mode de suture, il n'a, croyons-nous, que des inconvénients. Il n'est malheureusement pas rare de voir la première garde-robe produire soit une déchirure de l'angle anal du nouveau périnée, soit une fistule recto-vaginale, et on aura alors sûrement l'incontinence qu'on voulait éviter. Telle a été l'opinion de tous les chirurgiens qui prirent part à la discussion du rapport de M. Guéniot sur l'observation de M. Hue (1).

En résumé l'incontinence des matières, après la périnéorrhaphie, lorsque l'anus a ses dimensions normales, est une très-rare exception ; la réunion des deux bouts du sphincter est hypothétique; le procédé de Gaillard-Thomas et de Emmet ne produit que le rétrécissement de l'anus, résultat qu'il faut d'autant plus éviter qu'il compromet souvent l'opération.

M. Verneuil (2), renchérissant sur ce que nous venons de dire, se déclara partisan de la pratique de M. Labbé. Ce chirurgien, redoutant les accidents qui résultent du rétrécissement de l'anus, ne suture pas la partie anale du périnée. On est alors, dit-il, dans la même situation que lorsqu'il s'agit d'une fistule anale traitée par l'incision. Ce procédé nous paraît trop radical. D'abord, l'assimilation avec la fistule à l'anus n'est pas exacte; car, dans un cas, au fond de la plaie sont des tissus sains, tandis que dans l'autre on trouve deux surfaces saignantes, simplement accolées, entre lesquelles les gaz et les matières liquides pourront s'infiltrer. En outre, en voulant éviter de rétrécir l'anus, ne tombe-t-on pas dans l'excès contraire? Les déchirures de la partie postérieure du périnée, survenant lors de la première garde-robe, ne sont pas sans inconvénients, quelque minimes qu'elles soient. Elles retardent la guérison ; leurs lèvres peuvent ne pas se réunir, et l'incontinence des ma-

---

ma thèse, au chapitre « statistiques » un fait analogue dont j'ai été témoin dans le service de M. Trélat.

(1) *Bull. Soc. chir.*, 5 avril 1876.

(2) *Bull. Soc. chir.*, même séance. Le procédé de M. Labbé est rapporté par M. Verneuil.

tières peut en résulter. Est-on sûr que la fissure profonde qu'on produit volontairement n'aura aucun de ces inconvénients? Passe encore si dans les procédés habituels cette déchirure était la règle, si surtout on était souvent exposé à voir rompre les sutures. Mais cet accident est rare, si l'avivement s'arrête au niveau de l'angle antérieur de l'anus, si on n'a pas cherché à rétrécir l'orifice anal, si enfin on a pris avant et après l'opération toutes les précautions que nous avons indiquées et que nous indiquerons.

Je repousse également les deux plans de suture profonde que propose M. Terrillon. Je conçois qu'il l'ait faite dans l'observation qu'il publie, puisqu'il a cru insuffisantes les sutures du premier plan. Mais cette complication doit être évitée en faisant convenablement les sutures profondes. Les modifications qu'il a jugé nécessaire d'introduire, ne sont-elles pas la meilleure critique du procédé qu'il avait primitivement adopté? Du reste dans bien des observations, on trouve des faits du même genre. Le chirurgien commence l'opération sans règles fixées et bien arrêtées, n'ayant d'autre guide que des principes un peu généraux ; chemin faisant, il modifie sa manière de faire suivant les circonstances, ajoutant des sutures ou faisant des incisions libératrices, si l'accolement ne lui paraît pas assez solide. Cette manière de faire est conseillée par plusieurs chirurgiens antérieurs à notre époque (1), et même de nos jours (2). Il n'y a pas de règles précises, disent-ils. On se laisse guider par les circonstances. Nous repoussons formellement cette opinion.

Nous croyons au contraire qu'il y a une manière de faire la périnéorrhaphie, préférable à toutes les autres; et, comme il arrive souvent, le procédé le meilleur est le plus simple. A quoi bon compliquer les sutures? On s'éloigne du but principal pour poursuivre des résultats accessoires, inutiles ou dangereux, si toutefois on les atteint.

---

(1) Dieffenbach. *La chirurgie de M. Dieffenbach*, par Phillips, art. *Déchirures du périnée.*

(2) Guéniot. *Bull. Soc. chir.*, 5 avril 1870. Discussion.

Il nous reste à indiquer la manière de fixer les fils de la suture profonde. Les américains les tordent en avant du périnée; Démarquay, Hildebrandt font de même. On ne peut trop s'éle-

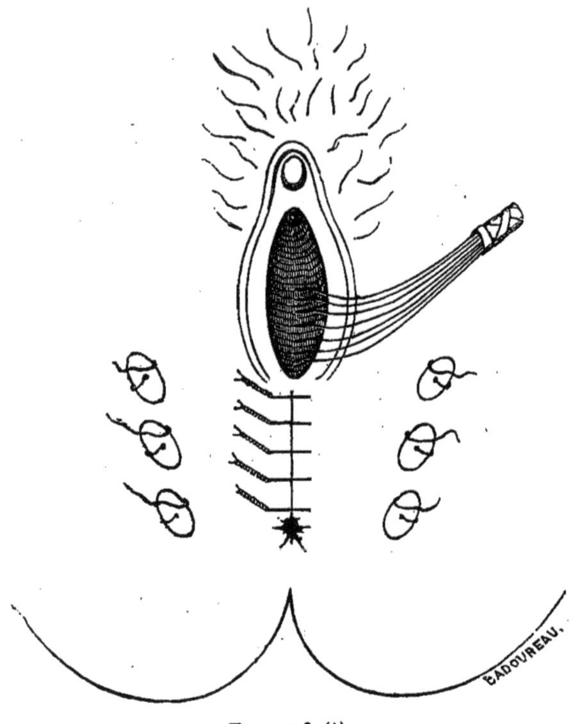

FIGURE 2 (1).

ver contre cette pratique. Il faut faire la suture enchevillée et se servir, comme nous l'avons dit, de gros fils d'argent simples pour chaque suture, préférablement aux fils de soie. Pour fixer leurs extrémités on se sert généralement de tiges d'ivoire ou mieux de bouts de sonde placés verticalement de chaque côté du

(1) Les fils tordus en avant du périnée sont ceux de la suture périnéale superficielle. La perspective de la paroi postérieure du vagin n'est pas exactement représentée.

périnée. Ces tiges pressant sur une surface étroite se creusen un sillon qu'elles ulcèrent parfois profondément. Les plaques de plomb sont préférables. Je n'irai pas jusqu'à dire qu'elles ne laissent aucune trace sur les tissus, mais c'est tout au plus si la peau est exulcérée au-dessous d'elles. Elles ont un autre avantage, auquel M. Trélat attache une grande importance. chaque fil est isolé et fixé d'une manière très-simple qui permet de *desserrer la suture dès le second jour*. Le fil traverse le trou qui se trouve au centre de la plaque et décrit autour d'elle un cercle complet comme on le voit sur la figure 2. Pour desserrer, on détord le fil ; puis on l'enroule comme la première fois pour le fixer de nouveau.

En résumé, il faut rejeter la suture rectale, faire la suture vaginale comme dans l'opération de la fistule vésico-vaginale, et surtout, pour la suture profonde, n'ayant d'autre préoccupation que d'assurer l'accolement des surfaces avivées, s'attacher à rendre rectiligne le trajet des fils. C'est d'après ces principes que M. Trélat pratique les sutures, comme on le voit dans les lignes suivantes (1).

« *Suture vaginale.* — Dès que la plaie d'avivement est achevée et qu'elle a été détergée après arrêt de l'écoulement sanguin, on place successivement, à 6 ou 7 millimètres les uns des autres, et à 4 millimètres du bord de la plaie, les points de la suture vaginale, en commençant par l'angle supérieur. Ces points de suture entrecoupée, ayant le trajet des fils dans l'opération de la fistule vésico-vaginale, sont faits avec du fil d'argent très-fin. Aucun d'eux n'est serré. On les fermera quand les fils de la suture profonde auront été passés.

« *Suture profonde.*— Une longue aiguille (2) de 10 centi-

(1) Notes inédites.

(2) Voir page 40 la description de l'aiguille employée par M. Trélat.

mètres, à manche fixe, portant dans son chas une anse de fil souple, pénètre dans la peau à 4 ou 5 centimètres (suivant l'abondance et la richesse des tissus) horizontalement en dehors de l'angle antéro-supérieur ou vulvo-périnéal de la plaie. Elle chemine dans la profondeur des tissus, et vient sortir près de l'angle supérieur de la plaie, juste à égale distance entre son feuillet vaginal et son feuillet rectal. L'anse de fil est saisie avec une pince et retirée du chas. La même manœuvre est répétée du côté opposé. A l'aide de chacune de ces anses de fil souple on entraîne un gros fil d'argent (simple) de 7[10 de millimètre. Un second point, correspondant au milieu de la hauteur de la plaie, est placé dans les mêmes conditions; il émerge dans la surface avivée à égale distance de son bord rectal et de son bord vaginal, à égale distance aussi de son angle supérieur et de sa base périnéale.

Un troisième point, parallèle au précédent, traverse les surfaces cruentées, à 7 ou 8 millimètres de l'anus.

Dans certains cas, quand le périnée est peu élevé, deux points suffisent. Ils seront placés, suivant le type qui vient d'être indiqué, à distances convenables entre l'angle supérieur et la base périnéale.

Avant de serrer ces points de suture profonde, on peut fermer la moitié des points de la suture vaginale. Je pratique cette fermeture par la simple torsion des fils ; mais on peut se servir aussi bien de tubes de Galli. Il faut avoir grand soin d'éviter ici l'enroulement de la muqueuse et laisser à chaque fil tordu une longueur de 8 a 10 centimètres, pour pouvoir les réunir tous en un seul paquet qu'on enfermera dans un petit capuchon de diachylum pour éviter leur piqûre, et qui permettra de les retrouver méthodiquement au moment de l'ablation.

La suture profonde est alors serrée. L'extrémité de chaque fil, à la gauche de l'opérateur, est engagée dans le trou central d'une plaque de plomb ovale, de 15 millimètres de long; il en fait le tour transversalement et est coupé à 2 centimètres de la plaque. L'extrémité droite est engagée de la même façon dans la plaque de plomb; celle-ci est poussée par la main gauche de l'opérateur pendant que la main droite tire sur le fil jusqu'à complète résistance des tissus; elle est alors un peu relachée, et le fil est enroulé autour d'elle, puis coupé, comme du côté opposé. Il est clair qu'en déroulant ce fil le lendemain ou le surlendemain, on pourra relâcher la striction et replacer la plaque comme il convient. La grosseur du fil et sa roideur relatives ne lui permettent pas de se dérouler autour de la plaque sans une manœuvre du chirurgien.

Il ne reste plus alors qu'à achever la fermeture des points antérieurs de la suture vaginale et à placer une suture superficielle à points entrecoupés de fils très-fins sur le périnée et la nouvelle fourchette, de telle façon que la suture vaginale et la suture périnéale ne forment qu'une ligne continue sur deux plans incidents.

Les fils de la suture vaginale sont réunis dans le petit chaperon de diachylum; les fils de la suture périnéale coupés à 25 millimètres, et roulés en boule à leur extrémité pour éviter qu'ils ne piquent.

L'opération est alors entièrement terminée.

Elle se résume dans la succession méthodique des temps suivants :

Avivement, — placement des fils de la suture vaginale, — placement des fils de la suture profonde, — fermeture de la moitié ou des trois quarts des points de la suture vaginale, — fermeture des points de la suture profonde, — achèvement de la suture vaginale, — suture périnéale.

Il ne reste plus alors qu'à placer sur le périnée quelques

doubles de tarlatane imbibée d'un liquide légèrement phéniqué qui sera fréquemment renouvelé, et à installer la malade dans son lit, les genoux rapprochés, et soutenus dans la flexion. »

V. — *Des incisions libératrices et de quelques autres particularités.*

Aujourd'hui, presque tous les chirurgiens repoussent les incisions libératrices. Pratiquées pour la première fois par Dieffenbach, en 1829, elles ont leur raison d'être dans les anciens procédés, et dans les procédés à lambeaux ; mais dans les méthodes actuellement employées, les sutures profondes suffisent pour maintenir l'accolement. Cette raison suffirait à elle seule pour les faire rejeter. Elle ont aussi des inconvénients qui leur sont propres. Elles compliquent l'opération, ajoutent à sa gravité et retardent la guérison, Quelques chirurgiens, sans en proposer l'emploi d'une manière générale, les croient utiles dans certains cas : il faut alors incriminer le procédé dont ils se sont servis ; si l'opération a été faite suivant les règles que nous avons défendues, elles ne seront jamais nécessaires.

L'incision du sphincter anal a encore quelques partisans. Les chirurgiens qui la pratiquent ont un double but : ils veulent empêcher le tiraillement des sutures, et combattre la contracture du sphincter qui, s'opposant à la sortie des gaz, favoriserait leur accumulation dans l'ampoule rectale, et entraînerait la rupture d'un ou de plusieurs points de suture. Nous avons vu, à propos des incisions de Dieffenbach, qu'on n'a pas à redouter le tiraillement des sutures. Quant à la contracture du sphincter, son rôle et même son existence nous paraissent hypothétiques. Comment un sphincter rompu en un point et dont les extrémités sont séparées, pourrait-il se contracturer ? Ce qu'il faut craindre, ce n'est pas le spasme du sphincter, mais le rétrécissement de l'anus. On l'évitera, non en élargissant l'anus par des incisions, mais en faisant l'avivement et la suture comme nous l'avons indiqué, et en repoussant les procédés des chirurgiens américains. Si les chirurgiens voient souvent la périnéorrhaphie échouer, ils doivent s'en prendre surtout aux défauts de leur suture, et voir dans l'issue des gaz par la plaie non la cause, mais le résultat de l'insuccès.

Je désapprouve pour les mêmes motifs le procédé de M. Mollière : « Je disséquai, dit-il, sur les parties latérales le rectum, pour rechercher l'extrémité du sphincter, et mobiliser, dans une certaine mesure, l'extrémité inférieure de l'intestin (1). »

Je ne dirai rien des divers instruments employés autrefois pour évacuer les gaz, et placés à demeure dans le rectum, tels que canules, sondes, ampoules, olives creuses. S'il est vrai que les sutures rectales, quelque délicates qu'elles soient, sont une cause d'irritation, que penser des divers appareils que je viens de citer ?

Je repousse également l'opération en deux temps. Laugier ayant à traiter une déchirure totale du périnée réunit d'abord la cloison, et lorsque la cicatrisation fut obtenue, sutura le périnée. Robert Barnes (2), adoptant la pratique de James Lane (3), conseille de faire l'opération en deux temps si la déchirure est très-profonde ; Gaillard-Thomas, comme nous l'avons vu, donne le même conseil. Nous ne voyons pas comment il est plus facile de réparer la cloison seule que la cloison et le périnée réunis ; je crois, au contraire, l'opération plus difficile. Le précepte donné par ces auteurs me semble être l'aveu de l'impuissance de leur procédé dans les cas difficiles. Il est d'autant moins utile d'insister qu'ils ne décrivent pas leur procédé pour la suture de la cloison, et qu'ils se bornent à donner un simple conseil, sans autre explication.

---

(1) Mollière. *Lyon médical*, 27 fév. 1876.

(2) Robert Barnes. *Traité clin. des mal. des femmes*, traduit par Cordes, Paris, Masson, 1876, p. 733.

(3) In *Surgical Dictionary* de Cooper, 1872, cité par Robert Barnes.

VI. — *Soins consécutifs.*

Cette question est fort importante. Elle préoccupe beaucoup les chirurgiens. On se fera une idée de l'importance qu'on y attache aujourd'hui en lisant, dans les Bulletins de la Société de chirurgie, le compte-rendu de la discussion sur la périnéorrhaphie (1). La question est complexe ; nous tâcherons de procéder avec ordre.

Quelle doit être la position de la malade ? Les cuisses seront rapprochées, et les jambes fléchies reposeront sur un coussin placé sous les genoux. Tant que les sutures ne sont pas enlevées, il est inutile de maintenir les cuisses par une serviette enroulée. M. Hue donne le conseil de changer de temps en temps la position de la malade ; le décubitus dorsal est très-fatigant ; il n'y aurait, d'après lui, aucun avantage à le conserver constamment ; de temps à autre, il place la malade tantôt sur le côté droit, tantôt sur le côté gauche.

Comment évacuer l'urine ? Il est évident qu'on ne peut laisser la malade uriner seule ; l'urine s'écoulerait sur la plaie. On ne peut songer à mettre une sonde métallique à demeure, comme dans l'opération de la fistule vésico-vaginale, car l'urine s'écoulerait encore sur le périnée ; on sait, en outre, que ces sondes sont parfois difficiles à maintenir dans la vessie. M. Terrillon, chez la malade dont il rapporte l'histoire, mit à demeure une sonde en gomme rouge. Il est probable que cette sonde devait être assez longue pour plonger dans un urinoir, sans cela elle n'aurait eu que des inconvenients. Il ne dit pas comment il la fixa, ce qui a une certaine importance, car son déplacement pourrait avoir des conséquences sérieuses. Je ne vois pas les avantages d'une sonde à demeure. Pourquoi craindre de sonder

(1) *Bull. Soc. chir.*, 5 avril 1876.

les malades deux ou trois fois par jour ? Il n'y a à cela aucun inconvénient, pourvu qu'on le fasse avec précaution. Il est évident que si l'urèthre est situé profondément, s'il faut, pour le découvrir, exercer sur les parties des tractions nuisibles à la réunion, il vaudra mieux mettre une sonde à demeure ; on la choisira aussi souple que possible, comme l'a fait M. Terrillon. Pour éviter que, lorsqu'on retire la sonde de la vessie, les dernières gouttes d'urine ne tombent sur la plaie, M. Huë entoure la sonde, dans une partie de son étendue, d'un petit cylindre de flanelle. Lorsqu'il introduit la sonde, il fait glisser en arrière le cylindre ; à mesure qu'il la retire, il le fait glisser en avant ; de cette façon, les dernières gouttes qui restent dans la sonde sont absorbées par la flanelle.

Faut-il maintenir la constipation les jours qui suivent l'opération et cela pendant combien de temps ? Il y a une vingtaine d'années, les avis étaient partagés ; les uns redoutant l'irritation produite par les *humidités rectales*, cherchaient à obtenir une constipation absolue ; les autres, redoutant surtout la rétention des gaz et leur accumulation dans le rectum, ainsi que la formation de bols fécaux trop durs et trop volumineux, cherchaient à entretenir la liberté du ventre. Aujourd'hui, l'accord est presque unanime. La condition que l'on considère comme la plus importante pour la guérison, c'est le repos absolu du rectum et du sphincter anal ; le seul moyen de l'obtenir c'est de produire la constipation. Dans quelques cas, rares du reste, où la distension gazeuse de l'intestin pouvait faire craindre une débâcle dangereuse pour les sutures, on a réussi à conjurer le danger en introduisant une sonde dans le rectum et y faisant de très-petites injections. Il est bien entendu que la sonde doit être retirée au bout de quelques instants, et qu'il faut se garder de la laisser à demeure. Quant à la crainte de voir des matières fécales trop dures rompre les sutures, on évitera cet accident en ne prolongeant pas trop longtemps la constipation.

Quelques chirurgiens conseillent de maintenir la constipation pendant une quinzaine de jours, c'est-à-dire jusqu'à ce que la cicatrice soit assez solide pour résister aux pressions qu'elle va avoir à supporter. Cette opinion a été combattue à la Société de chirurgie par presque tous les orateurs (1). Ils dirent que, à leur avis, il valait mieux favoriser l'expulsion des matières la veille du jour où on enleverait les sutures, c'est-à-dire au bout de cinq ou six jours. Est-on sûr, en effet, de pouvoir maintenir la constipation pendant quinze jours? La plupart des malades, il est vrai, pour atténuer les inconvénients de l'incontinence des matières, se sont soumises depuis longtemps à un régime qui a pour but d'augmenter la consistance et de diminuer le nombre des selles ; il est certain cependant qu'on est souvent exposé à une débâcle, quelque précaution qu'on ait prise, si la constipation est prolongée trop longtemps. Une débâcle, dans ces conditions, est bien plus dangereuse que l'expulsion des matières, provoquée avant la fin de la première semaine ; la cicatrice est encore bien faible, et elle n'est plus soutenue par les sutures. Est-on sûr que, même au bout de quinze jours, la cicatrice sera bien résistante et ne pourra plus se rompre? Du reste, en admettant que tout se passe bien du côté de l'intestin, ne doit-on pas craindre qu'une constipation opiniâtre, provoquée par des doses d'opium assez fortes et longtemps prolongées n'altère la santé générale et par conséquent ne nuise à la réunion ?

Pour obtenir la constipation, on prescrira chaque jour l'extrait d'opium, et on donnera aux malades une alimentation spéciale. Quelques chirurgiens les mettent à la diète absolue. Ce régime a l'inconvénient de les affaiblir et de diminuer par conséquent la plasticité des tissus. Il faut donc donner une alimentation nourrissante et laissant peu de résidus. M. Trélat donne du vin, de la viande, mais peu de pain. Il ajoute à ce régime du vin de quinquina, et, au besoin, des préparations ferrugineuses.

Pendant tout ce temps on veillera à ce que les parties soient très-proprement tenues.

---

(1) *Bull. de la Soc. de chir.*, 5 avril 1876.

Les sutures périnéales pourront être enlevées de bonne heure ; on se guidera sur l'état des parties ; leur rôle est accessoire.

Les autres sutures devront être enlevées le cinquième ou le sixième jour. On enlevera d'abord les sutures profondes et une partie des sutures vaginales ; on reviendra aux dernières sutures vaginales le lendemain ou le surlendemain. Il est préférable, s'il n'y a pas d'indication contraire, de ne pas enlever du même coup toutes les sutures vaginales ; c'est une règle d'une application générale dans toutes les anaplasties. Pour enlever les sutures profondes, on coupe le fil d'un côté au point où il pénètre dans les tissus ; il n'y a plus qu'à le retirer du côté opposé. Les sutures vaginales s'enlèvent assez facilement en avant ; mais, en arrière, cela est plus difficile. Il arrive quelquefois qu'un fil est coupé au-dessus de l'anse qui reste dans les tissus. Il vaut mieux, dans ce cas, laisser les choses en place que d'écarter trop fortement les tissus. M. Richet rapporte un cas où une anse de fil resta dans le vagin ; il n'en résulta aucun inconvénient et, au bout de deux mois, elle fut éliminée spontanément.

Lorsque les fils sont enlevés, il faut redoubler de précautions ; insister sur les lavages et maintenir les cuisses rapprochées par une large bande de diachylum. La plus petite négligence peut alors compromettre le succès.

Même dans les cas les plus favorables, les parties sont loin d'avoir le bel aspect des anaplasties réussies d'emblée. Le trajet des fils profonds, au voisinage de leurs extrémités, suppure presque toujours un peu ; la peau, sous les plaques, est plus ou moins exulcérée, de façon que le périnée ressemble parfois à un crible. Il faut bien se garder de croire l'opération compromise ; toutes ces petites lésions disparaissent très-rapidement, pourvu qu'on prenne les précautions que nous avons indiquées.

Il arrive parfois que, malgré les plus grandes précautions, il se fait une légère déchirure de la portion anale du périnée lors de la première garde-robe. Cet accident se guérit souvent spontanément ; en tout cas, on en vient à bout par quelques cautérisations. Il cause parfois beaucoup de soucis au chirurgien parce qu'il peut produire un peu d'incontinence des matières liquides ; on croit alors la guérison incomplète ; heureusement la cicatrisation de la déchirure, sauf dans des cas (1) très-exceptionnels, fait disparaître l'incontinence.

L'accident le plus fréquent est la persistance d'une fistule recto-vaginale ; le périnée s'est cicatrisé ; il n'en a pas été de même de la cloison. Nous croyons que la fréquence de cet accident tient surtout au procédé employé. M. Trélat ne l'a observé qu'une seule fois sur 11 cas, et encore la fistule était-elle si petite qu'elle ne donnait lieu à aucun trouble fonctionnel, et que c'est seulement trois ans plus tard qu'elle fut aperçue par M. Trélat. Lorsque la réunion de la cloison a manqué en un point, il ne faut pas désespérer de la guérison complète ; la fistule peut se fermer, grâce à quelques cautérisations ; il existe même plusieurs observations où la guérison, survenue spontanément, n'a été constatée que plusieurs mois après l'opération, alors qu'on croyait à un échec partiel.

Lorsque l'opération a réussi, les parties ont repris complétement leur forme primitive, le vagin et l'anus leurs fonctions. On ne saurait se faire une idée de la joie des malades tourmentées depuis longtemps par l'incontinence des matières et des gaz exposées à de nombreux ennuis conjugaux. Aussi voit-on revenir rapidement leur embonpoint, leurs couleurs et leur gaieté.

Ces malades peuvent devenir enceintes de nouveau. On manque de renseignements sur le sort du nouveau périnée au moment de l'accouchement. On trouve quelques rares observations où on dit qu'il a été de nouveau déchiré, soit partiellement, soit complétement. Mais le silence des auteurs semble indiquer ou bien que les femmes n'ont pas eu à redouter de nouvel accouchement, ou bien que le périnée a résisté.

---

(1) Je fais allusion au cas cité par Huë, et tiré de la pratique d'Emmet. Je crois que dans tous les autres cas où l'incontinence a persisté, il s'agissait d'un anus trop large. Peut-être en était-il de même dans le cas de Emmet.

VII. — *Statistiques.*

Je me suis déjà expliqué sur la valeur des statistiques. Je vais donner les résultats publiés par un certain nombre de chirurgiens, en les faisant suivre de quelques remarques critiques. Je ferai ensuite connaître les résultats de M. Trélat.

J'emprunte à Malgaigne (1) les statistiques de Roux, Dieffenbach, Baker-Brown.

Roux fit 17 fois la périnéorrhaphie. Il eut 3 morts et 4 insuccès dont 2 furent réparés plus tard, et 12 succès ; sur ces 12 succès, 5 fois la réunion fut complète, 7 fois il y eut persistance d'une fistule recto-vaginale. En somme, sur 17 périnéorrhaphies, la guérison complète n'eut lieu que 5 fois, ce qui donne une proportion inférieure à un tiers. J'ajoute qu'on ne dit pas si dans les 5 cas la guérison fut complète d'*emblée* ou s'il n'y eut pas de fistule guérie quelque temps après. En outre, on n'établit pas de distinction suivant la profondeur de la déchirure.

Dieffenbach sur 7 opérations eut 4 fistules.

Baker-Brown, sur 65 cas, n'a eu que deux fistules. Cette statistique extraordinaire donne lieu, plus que toute autre, aux observations précédentes.

On trouve dans la thèse de M. Emmanuel Bourdon (2) les résultats de M. Richet. Il a eu 2 guérisons complètes d'emblée, 2 guérisons complètes après quelques accidents ; dans un cas la cicatrisation fut entravée pendant dix-sept jours par une diarrhée incoercible, dans l'autre, il y eut une petite fistulette qui guérit au bout de quelques jours. Enfin, dans un cin-

(1) *Médecine opératoire*, 8e éd., par Lefort, t. II.

(2) Emm. Bourdon. Th. citée.

quième cas, observé par M. Bourdon, il y eut persistance d'une fistule recto-vaginale.

Les résultats de M. Demarquay ont été publiés en 1864, par M. Launay (1). Il donne cinq observations. Dans trois cas le succès fut complet, mais il s'agissait dans un de ces cas d'une déchirure qui n'avait pas atteint toute l'étendue du sphincter, et dans le second, l'opération fut faite en deux fois, ce qui ne s'accorde guère avec la description du procédé de M. Demarquay. Dans les deux autres cas, une fois la cloison fut réparée complétement, mais le périnée le fut incomplétement ; une autre fois il resta une fistule recto-vaginale. Ces résultats n'ont rien de bien démonstratif.

M. Verneuil (2) a publié les résultats suivants :

Il a fait deux fois la périnéorrhaphie pour des déchirures récentes, une fois au bout de trois semaines, une seconde fois au bout de trois jours. Dans le premier cas, l'insuccès fut complet. Dans le deuxième, la malade fut emportée par des accidents puerpéraux dix jours après son accouchement, et on ne put examiner la suture.

Il a opéré six déchirures anciennes. Deux fois le succès fut complet d'emblée ; deux fois il y eut une fistule recto-vaginale qui disparut plus tard, spontanément dans un cas, après une seconde opération dans l'autre ; dans un cinquième cas, fistule recto-vaginale contre laquelle rien n'est tenté ; enfin, dans un sixième, mort par érysipèle gangréneux.

Il est spécifié dans les observations de M. Richet et de M. Verneuil, qu'il s'agit bien de déchirures totales, c'est-à-dire intéressant à la fois le périnée et la cloison.

On ne peut faire entrer en ligne de compte, dans une statistique, les observations isolées, publiées par les auteurs. Un seul cas ne suffit pas pour apprécier les résultats que donne un procédé.

---

(1) *Gaz. méd. de Paris*, 1864, p. 138, 174, 188.

(2) Verneuil. *Mémoires de chirurgie. Chirurgie réparatrice*, 1re éd., 877, t. I, p. 970.

Je ne puis rien dire de précis sur les résultats des chirurgiens américains ; je ne connais pas leurs statistiques. En France, on n'a publié que quelques observations d'opérations faites plus ou moins, suivant leurs principes. Je ne crois pas que nous ayons actuellement des données numériques suffisantes pour les apprécier. Je me borne à constater que ces procédés jouissent en ce moment d'une certaine vogue, près d'un certain nombre de jeunes chirurgiens. J'ignore complétement les statistiques des chirurgiens allemands.

M. Trélat a fait onze fois la périnéorrhaphie. Dans un cas il s'agissait d'une fistule recto-vaginale avec déchirure incomplète du périnée ; j'y reviendrai plus loin. Dans les dix autres il s'agissait de déchirures totales. Dans un cas, la malade est morte trois jours après l'opération, emportée par une septicémie suraiguë. L'histoire de cette malade est rapportée dans une leçon clinique de M. Trélat ayant pour sujet l'influence de la température et de l'état de l'atmosphère sur le développement des accidents septicémiques (1). Dans un second cas, il eut un insuccès complet. Il s'agissait d'une créole, nonchalante et molle, passant la plus grande partie de son temps à manger des friandises. Il fut impossible de la soumettre à un régime régulier; malgré l'opération, elle ne put mettre un frein à sa gourmandise ; aussi, dès le troisième jour, débâcle, issue de gaz, déchirure des sutures, gonflement inflammatoire des tissus. Il fallut enlever, toutes les sutures, et l'opération échoua complétement.

Les huit autres cas sont des succès complets. J'ajouterai cependant quelques remarques sur trois d'entre eux. Une fois la guérison parut complète; le périnée était bien reformé ; l'anus et le vagin avaient leurs dimensions normales ; il n'y avait plus issue involontaire des gaz. Trois ans après l'opération, M. Trélat examinant la malade, fut tout étonné de constater une toute petite fistule, par laquelle pouvait passer

(1) Cette leçon sera publiée dans le *Progrès médical*. Elle a été résumée dans la *Gaz. des hôp.*, 1er mai 1879.

un stylet très-fin. Comme la malade n'en éprouvait aucun inconvénient, il n'y toucha pas. C'est à cette observation que j'ai fait allusion plus haut. Dans une seconde observation, publiée par M. Ory (*Annales de gynécologie*, tome III, mars 1875, page 165), il s'agit d'une malade dont la guérison ne fut due qu'aux soins minutieux qui suivirent l'enlèvement des fils. La cloison fut complétement réparée, ainsi que la plus grande partie du périnée; la réunion avait échoué seulement au niveau de la fourchette, et ce fut pour satisfaire au désir de la malade que M. Trélat acheva la restauration du périnée.

La description du procédé de M. Trélat, contenue dans l'observation de M. Ory, présente quelques différences avec celles que nous avons donnée. Les petites modifications que M. Trélat a fait subir à son procédé sont le résultat de son expérience. J'ajoute à ce propos que dans le *Bulletin de la Société de chirurgie* (5 avril 1876) on fait dire à M. Trélat qu'il fait l'avivement comme M. Le Fort. Cette assertion surprendrait le lecteur s'il ne savait que M. Trélat a été étranger à la rédaction du compte rendu de la séance.

Je parlerai enfin d'une malade que M. Trélat a opérée cette année à la Charité. Le succès a été complet, malgré un petit accident. Trois jours après l'opération, la malade eut une selle, malgré l'opium et les précautions prises. Il en résulta une petite déchirure de la partie postérieure du périnée. Au bout d'une quinzaine de jours, tout était cicatrisé, sauf la fissure en question. Malgré plusieurs cautérisations au nitrate d'argent, la cicatrisation ne se faisait pas. Comme son état général n'était pas très-satisfaisant, qu'elle était pâle et faible, M. Trélat résolut de l'envoyer au Vésinet. Le jour de son départ, on l'examina ; on vit alors quelques gouttes de matières intestinales liquides s'écouler en bavant de l'orifice anal. M. Trélat n'attacha aucune importance à cette incontinence rudimentaire, cautérisa la déchirure, et fit partir la malade, convaincu que le séjour à la campagne, en rétablissant la santé, ferait disparaître les dernières traces de ce petit accident. Je n'ai pas eu de ses nouvelles depuis son départ.

Dans les autres cas, d'après les renseignements que m'a donnés M. Trélat, la guerison fut complète d'emblée.

DE LA PÉRINÉORRHAPHIE DANS LES DÉCHIRURES COMPLÈTES N'ATTEIGNANT PAS LA CLOISON ET DANS LES DÉCHIRURES INCOMPLÈTES.

Je serai très-bref. Je ne veux pas faire une étude complète de ces lésions et des nombreuses opérations qu'on leur a opposées. Je me propose simplement de montrer que le procédé de M. Trélat leur est applicable, et qu'il a l'avantage d'être simple et d'un effet certain.

Il n'y a pas grand intérêt à exhumer tous les procédés employés dans ces cas, d'autant mieux qu'en les décorant du nom de «procédés» on fait beaucoup d'honneur à certaines opérations faites sans méthode. On réussit presque toujours et d autant plus sûrement que la déchirure est moins profonde.

On fera l'opération, comme nous l'avons décrite pour les déchirures totales. On soumettra les malades à la même préparation ; on fera l'avivement d'après les mêmes principes, mais on conçoit que l'étendue de la déchirure doive modifier un peu sa forme. On fera une suture vaginale, une suture profonde rectiligne avec 2 ou 3 fils, suivant les cas, enfin une suture périnéale superficielle.

M. Richet (1) a fait remarquer que, malgré la facilité de la guérison des déchirures qui ne dépassent pas le sphincter, il subsiste souvent une petite fistule *vagino-périnéale*, située au point de rencontre du vagin et de la face postérieure du nouveau périnée. Pour y remédier, il a imaginé un procédé ingénieux. Il

(1) *Union médicale*, 3e série, t. VII, no 6, 16 janvier 1869, p. 63. Leçon recueillie par Felizet.

décolle deux petits lambeaux vaginaux, qu'il accole par leurs surfaces cruentées et qui forment ainsi une crête de niveau avec l'angle supérieur du nouveau périnée.

L'accident signalé par M. Richet est réel, et son procédé est excellent pour y remédier, mais il n'est pas nécessaire d'y avoir recours. Dans le procédé de M. Trélat, l'accolement des surfaces vaginales avivées et suturées comme nous l'avons indiqué, produit une crête tout à fait analogue à celle que réalisent les lambeaux de M. Richet.

Lorsque la déchirure est peu profonde, on peut quelquefois réparer le périnée par un procédé fort simple. Il suffit de diviser, par une incision profonde, les surfaces déchirées, de façon à former de chaque côté deux lambeaux, l'un supérieur, l'autre inférieur. Ceci fait, on les écarte dans le sens vertical, et on les rapproche dans le sens transversal. On les adosse ainsi par leurs surfaces cruentées.

On décrit parfois dans les auteurs, sous le titre de : « Opérations pour la déchirure incomplète du périnée, » des opérations assez compliquées qui ont surtout pour but de rétrécir la vulve, et qui, du même coup, guérissent la dechirure. Nous n'avons évidemment pas à nous en occuper.

DE LA PÉRINÉORRHAPHIE DANS LE TRAITEMENT DES FISTULES RECTO-VAGINALES.

Je ne ferai pas l'histoire des fistules recto-vaginales, ni celle des nombreuses opérations qu'on a proposées pour les guérir. Je veux seulement montrer que le procédé de périnéorrhaphie de M. Trélat leur est applicable lorsqu'elles s'accompagnent de déchirure incomplète du périnée, et que, dans les cas où elles sont isolées, elles sont encore justiciables de la même opération, légèrement modifiée.

En dehors des cas où la cloison est perforée par l'ulcération d'un cancer où l'ouverture d'un abcès développé au-dessus d'un rétrécissement du rectum, les fistules recto-vaginales reconnaissent presque toujours la même cause que les déchirures du périnée, c'est-à-dire un accouchement laborieux. Elles produisent les mêmes troubles fonctionnels que ces déchirures. Je ne parle ni des fistules ano-vulvaires qui rentrent dans le groupe des fistules anales, ni des cas rares où, par suite de l'étroitesse de la fistule où d'une disposition spéciale des bords, elles passent inaperçues des malades.

Les fistules recto-vaginales ont été longtemps considérées comme à peu près incurables. Au dire de M. Richet (1), Jobert et Nélaton auraient renoncé, à la fin de leur carrière, à les opérer, et M. Gosselin aurait suivi leur exemple.

L'adaptation à leur traitement des procédés américains de Sims et de Bozeman, pour les fistules vésico-vaginales, réalisa un grand progrès. Malgré cela les échecs sont encore fréquents. Aussi a-t-on proposé diverses opérations préliminaires pour vaincre la résistance du sphincter. M. Richet, dans un cas, a incisé le périnée et a transformé la fistule en déchirure totale; plus tard, il a abandonné cette pratique et l'a remplacée par la dilatation brusque du sphincter avant l'opération. M. Verneuil a réussi une fois d'emblée (2); il s'agissait d'une fistule située profondément. Dans trois autres cas, où la fistule était située à l'union du vagin et du périnée, il fut moins heureux. Deux fois la réunion échoua d'abord, mais se fit plus tard, et la guérison fut complète; dans le troisième cas, il échoua constamment, bien qu'il eût fait une fois la réctotomie linéaire, et qu'une autre fois il ait incisé la paroi antérieure du rectum, après l'avoir séparée du vagin par la dissection. Il proposa à la malade de fendre complétement le périnée, mais celle-ci refusa.

(1) *Ann. de gyn.*, t. V, juin 1876, p, 401. *De la fistule recto-vaginale*. Leçon recueillie par Longuet.

(2) *Mémoire de chirurgie. Chirurgie réparatrice*, t. I, p. 945.

Ces exemples, que j'aurais pu multiplier, montrent suffisamment les difficultés de l'opération. Dans un cas de fistule recto-vaginale avec déchirure incomplète du périnée, M. Trélat fit l'opération de la périnéorrhaphie telle que je l'ai décrite, et il eut d'emblée un succès complet.

Il opéra absolument comme s'il s'agissait d'une rupture totale du périnée et de la cloison, mais il ne fendit pas le périnée. Il fit l'avivement tel que nous l'avons décrit ; seulement entre l'anus et l'angle antérieur de la fistule, les deux surfaces cruentées se confondaient sur la ligne médiane ; il fit une suture vaginale, une suture profonde avec de gros fils d'argent, en leur faisant décrire un trajet rectiligne, et il termina l'opération par une suture périnéale superficielle. Cette opération se distinguait de celles de MM. Richet et Verneuil par l'étendue de l'avivement prolongé en avant sur le périnée, et latéralement au-dessous des grandes lèvres, par l'application d'une suture profonde, et par l'absence de toute dilatation ou section de l'anus. L'opération avait été faite absolument comme s'il s'agissait d'une rupture totale ; la seule différence consistait dans l'intégrité d'une partie du périnée.

M. Trélat n'a pas eu l'occasion d'opérer de fistule recto-vaginale sans lésion du périnée. S'il se trouvait en présence d'un cas semblable, il ne modifierait pas son procédé. L'avivement pourrait être moins étendu en avant ; mais à la suture vaginale il ajouterait une suture enchevillée profonde.

CONCLUSIONS.

I. — *Déchirures récentes.*

Si la déchirure est incomplète la guérison sera presque toujours obtenue facilement par la position ou les serre-fines. — Si la déchirure est complète, la suture échoue presque toujours, et n'est peut-être pas sans dangers.

II. — *Déchirures anciennes.*

1° *Préparation.* — S'il existe des complications du côté des organes voisins, et surtout du côté de l'intestin, on les fera disparaître avant de pratiquer l'opération. — On videra l'intestin la veille et le jour de l'opération.

2° *Avivement.* — L'avivement sera fait d'après les règles adoptées pour la fistule vésico-vaginale, c'est-à-dire qu'il portera uniquement sur la muqueuse vaginale, le rectum étant respecté, et qu'il occupera une large surface.

3° *Sutures.* — On ne fera pas de suture rectale. — La suture vaginale sera faite suivant les règles adoptées pour la fistale vésico-vaginale. — La suture profonde sera pratiquée avec deux ou trois gros fils métalliques, dont le trajet sera aussi rectiligne que possible. Pour obtenir ce résultat, on les fera pénétrer dans les tissus à 4 ou 5 centimètres des bords de l'avivement périnéal. Chacune de leurs extrémités sera fixée au moyen d'une plaque de plomb. — On terminera par une suture périnéale superficielle.

4° *Soins consécutifs.* — La constipation sera prolongée pendant cinq à six jours. La veille du jour où on enlèvera les sutures on provoquera une garde-robe par un léger laxatif. — Les jours suivants on redoublera de soins et de précautions jusqu'à ce que la cicatrice soit solide.

III. — La même opération est applicable :

a. A la déchirure complète du périnée, s'étendant sur la cloison, ou déchirure totale.

b. A la déchirure complète, ne dépassant pas la cloison.

c. A la déchirure incomplète.

d. A la fistule recto-vaginale, accompagnée de déchirure incomplète.

INDEX BIBLIOGRAPHIQUE

Je n'ai pas la prétention de donner la bibliographie complète de la périnéorrhaphie, surtout en ce qui concerne les anciens auteurs et les auteurs étrangers. Je crois cependant qu'on trouvera dans cet index des renseignements suffisants pour se faire une idée exacte de l'*état actuel* de la question.

ADAM. — Des fistules recto-vaginales accidentelles. Th. de Paris, 29 janvier 1873. (Inspirée par le professeur Verneuil.)

BAKER-BROWN. — On the surgical diseases of Women. London, 1852. Nous avons consulté l'édition de 1866. Déchirures du périnée, p. 1. — Description de l'opération, p. 36.

BANTOCK (Granville). — On the treatment of ruptures of the perinœum. Obstetrical Journal, 7 janvier 1877, p. 655, cité par Leblond (Traité élémentaire de chirurgie gynécologique, art. *Déchirures du périnée*), qui donne la figure publiée par l'auteur.

BOURGEOT. — Des déchirures du périnée et du traitement des déchirures incomplètes récentes par les serre-fines. Th. de Paris, 1872.

BARNES (Robert). — Traité clinique des maladies des femmes, traduit par Cordes, Paris, 1876, p. 733 ; reproduit la description de James Lane.

BÉRARD (Auguste). — Dictionnaire en 30 vol., t. XXIII, art. *Périnée, Déchirure du périnée*, p. 514.

BOURDON (Emmanuel). — Des anaplasties périnéo-vaginales, thèse de Paris, 6 mars 1875. Description du procédé de M. Richet, p. 46. Statistique de M. Richet, p. 51. Procédé de Heppner, avec fig., p. 68.

BOYER. — Traité des maladies chirurgicales, 11e éd., par Philippe Boyer, t. V, 1846. — De la rupture du vagin, p. 782 ; addition de Ph. Boyer sous le titre de *Déchirure du périnée*, p. 789.

CHASSAIGNAC. — Traité clinique et pratique des opérations chirurgicales, t. II, p. 915. Paris, 1862.

CHURCHILL (Fleetwood). — Traité pratique des maladies des femmes. traduit par Wieland et Dubrisay, 2e éd., par Leblond, 1874. Déchirures du périnée, p. 1028. On y trouve la description détaillée des procédés de Demarquay, Verneuil et de Roubaix, accompagnée de figures pour le premier et le troisième.

COURTY. — Traité pratique des maladies de l'utérus et de ses annexes, 186 . Périnéorrhaphie, p. 1059. Description très-succincte d'un certain nombre de procédés.

DANYAU. — Mémoire sur la périnéorrhaphie pratiquée immédiatement après l'accouchement. Journ. de chir., juin 1843.

DELAMOTTE. — Accouchements, t. II, obs. CCV.

DEMARQUAY. — Gaz. méd. de Paris, 1864, p. 138, 174 et 188.

Ces trois articles, publiés par Launay, ont pour titre : Recherches sur la périnéorrhaphie; Description du nouveau procédé employé par M. Demarquay. Le procédé de M. Demarquay se trouve exposé avec les figures de l'auteur dans la plupart des traités classiques (Churchill, Nouveau Dict. de méd. et de chir. prat., Leblond, etc.).

DIEFFENBACH. — Die operat. chir., t. I.

La chirurgie de M. Dieffenbach, par Phillips, 1840, 1re partie.

DUPUYTREN. — Gaz. méd., 1832, p. 685. Observation rapportée par Bérard, Dict. en 30 vol., art. *Périnée*.

EMMET. — New-York med. journ., déc. 1865. Vésico-vaginal fistula New-York, 1868, p. 212; cité par Huë, Annales de gynécologie, loc. cit., p. 5 et 8.

FREUND. — Ueber Dammplastik, Arch. f. Gyn., Bd. VI, Heft. 2, p. 317, Exposé sommaire, avec fig., dans Péan, loc. cit.

GAILLARD-THOMAS. — Traité clinique des maladies des femmes, trad. par Lutaud, 1879, p. 106.

Son procédé est reproduit par Leblond. Loc. cit., avec fig.

GUÉNIOT. — Bull. Soc. chir., 5 avril 1876. Rapport sur le mémoire de Huë.

GUÉRIN (Alphonse). — Eléments de chirurgie opératoire, 5e éd., 1874, p. 674 et suiv.

GUILLEMEAU. — Œuvres de chirurgie; in-folio. Rouen, 1649, p. 354.

GUYON (Félix). — Gaz. des hôp., 15 oct. 1868. Obs. recueillie par Molinier.

Il s'agit d'une déchirure incomplète, car le sphincter était à nu.

HEPPNER. — Langenbeck's Arch. für. klin. Chir., 1869, Bd. X. — Zur technik der périnéorrhaphie, Arch. für klin. chir., 1873, Bd. XV, p. 424.

Le procédé de Heppner est décrit dans Bourdon, th. citée et Péan, oc. cit.

HILDEBRANDT. — Die Krankheiten der aeusseren Weiblichen Genitalien, in Handbuch der Frauen Krankheiten, dirigé par Billroth, 1877.

Le procédé de Hildebrandt est sommairement exposé, avec une figure, dans Péan, loc. cit. et le Nouveau Dict. de méd. et de chir. prat.

HORNER. — American Journ. of med. science, oct. 1850, p. 329. Section du sphincter.

HUE. — Ann. de Gyn., juillet 1876, t. VI, p. 1. Etude sur la périnéorrhaphie dans les cas de rupture complète. Deux observations d'opérations d'après le procédé de Emmet et Gaillard-Thomas. Bull. Soc. Chirurgie, 5 août 1876. Rapport de M. Guéniot et discussion.

JOBERT (de Lamballe). — Périnéoplastie chez la femme. Gaz. des hôp., 1853, p. 140. De la réunion en chirurgie. Paris, 1864, p. 681.

LANGENBECK. — Sur un procédé opératoire pour la guérison des ruptures complète dn périnée. Gaz. des hôp., 22 janv. 1853, p. 33, et la plupart des traités classiques.

LEBLOND. — Traité élèmentaire de chirurgie gynécologique, p. 329. Description des procédés de Gaillard-Thomas, Bantock, tous deux avec figures, et de Demarquay.

LEFORT. — Gaz. des hôp., 1869, n° 25, et dans Malgaigne. Manuel de méd. opér., 8e éd., par Lefort, t. II, p. 684.

MAISONNEUVE. — Déchirure du périnée et de la partie correspondante du sphincter de l'anus. Gaz. des hôp., 1849, p. 310. Bull. Soc. chir., 1849.

MALGAIGNE. — Manuel de méd. opérat.

MARDUEL. — Nouveau Dict. de méd. et de chir. prat. (Jaccoud), t. XXVI, 1878, art. *Périnée, ruptures*, p. 685. Figures des procédés de Baker-Brown, Demarquay, Simon, Hildebrandt.

MOLLIÈRE. — Note sur deux cas de périnéorrhaphie. Lyon médical, 27 fév. 1876, t. XXI, n° 9, p. 307, Suture avec le catgut. Procédé pour mobiliser le rectum, et rapprocher les extrémités du sphincter.

NÉLATON. — Eléments de pathologie chirurgicale, t. V, 1859. p. 854. Procédés de Roux, Dieffenbach, Langenbeck, J. Cloquet. Opinion sur l'opération immédiate.

NOEL. — Recueil périodique de la Société de médecine de Paris, t. VII, p. 187.

PARÉ. — Le dix-huitième livre, De la génération, chap. XXXVIII, édit. Malgaigne, t. II, p. 718.

PÉAN. — Leçons de clin. chir., professées à l'hôpital Saint-Louis pendant les années 1875 (2e semestre) et 1876. Paris, Germer Baillière, 1879, — Leçon sur la périnéorrhaphie, p. 282 et suiv. — Description avec fig. du procédé de l'auteur. Figures des procédés de Freund, Simon, Heppner, Hildebrandt, accompagnées de descriptions très-succintes de leurs procédés.

PHILLIPS. — La chirurgie de M. Dieffenbach, 1840.

RICHET. — De la périnéorrhaphie (procédé nouveau). Leçon faite à l'hôp. des Cliniques et recueillie par Felizet, dans Union méd., 16 janv. 1869, nº 6.— Il s'agit d'une déchirure complète ne dépassant pas le sphincter. Revue photographique, 1869. Il s'agit de l'observation publiée dans l'Union méd. — De la fistule recto-vaginale. Leçon recueillie par Longuet. Ann. de Gyn., juin 1876, t. V, p. 401. Voir les thèses Serres (1867) et de Bourdon (1875).

DE ROUBAIX. — Presse médicale belge, 21 fév. 1864, nº 10 ; cité par Churchill, avec fig., p. 1055.

ROUX. — Mémoire sur la restauration du périnée chez la femme. Gaz. méd., 1834.

Le même mémoire, lu à l'Académie des sciences le 6 janvier 1834, fut publié dans les Mémoires des savants étrangers en 1839, t. V, p. 391.

— Journal des connaissances médico-chirurgicales, 1839. Leçon sur la suture du périnée, publiée par Mercier. — Chirurgie réparatrice. Quarante années de pratique chirurgicale, 1854, t. I, p. 385 et suiv.

SAUCEROTTE. — Mélanges de chirurgie. Paris, 1801.

SERRES. — Des fistules recto-vaginales considérées surtout au point de vue du traitement. Th. de Paris, nº 275, 28 décembre 1867. Inspirée par M. Richet.

SIMS. — Cité par Huë (Ann. de Gyn. Loc. cit., p. 5).

TERRILLON. — De la périnéorrhaphie pour remédier à la rupture totale du périnée. Ann. de Gyn., mai 1879, t. XI, p. 330. — Modifications au procédé de Gaillard-Thomas.

TRAINEL. — Journ. gén. de méd., t. IV, p. 427.

TRÉLAT. — Ann. de Gyn., mars, 1875, t. III, p. 165. Observation publiée par Ory, interne du service.

Depuis la publication de cette observation, M. Trélat a apporté quelques modifications à son procédé.

TRÉLAT. — Bull. Soc. chir., 5 avril 1876, discussion du rapport de M. Guéniot sur le mémoire de M. Huë.

Les observations de M. Trélat ont été inexactement rapportées.

— Progrès médical. La leçon sur la périnéorrhaphie, faite à la Charité en 1879, sera prochainement publiée par le Progrès médical.

TROTULA. — Cité par Verneuil. (Histoire de la périnéorrhaphie).

VELPEAU. — Nouveaux éléments de médecine opératoire. 2e éd. Paris, 1839.

VERHŒGHE. — Essai de chirurgie plastique, d'après les principes du professeur Langenbeck. Bruxelles, 1856.

VERNEUIL. — Bull. Soc. chir., 24 mai 1862. Observation de périnéorrhaphie.

« La relation du Bulletin, dit M. Verneuil (Chirurgie réparatrice, p. 970), renferme des fautes nombreuses qui rendent parfois le texte incompréhensible. »

Cette observation, très-importante, est reproduite en grande partie par Churchill, éd. Leblond, 1874.

— Gazette hebdomadaire, 1862, nº 24 et 29, feuilleton sous le titre : Archéologie chirurgicale : histoire de la périnéorrhaphie ; Jacques Guillemeau, *Observatio princeps*. Trotula, A. Paré, Viardel, Reuling.

— Mémoires de chirurgie, chirurgie réparatrice, 1877, t. I. — Fistule recto-vaginale, p. 945. — Périnéorrhaphie, historique, p. 954 (reprod. de Gaz. hebd.). Observation, p. 970 (publiée dans Bull. Soc. chir., 1862). — Observations nouvelles et résultats, p. 988.

Bulletins de la Société de chirurgie. 1849, Obs. de Maisonneuve. 1862, Obs. de Verneuil. 5 avril 1876, Rapport de M. Guéniot sur le mémoire de Huë. Discussion : Verneuil, Blot, Guyon, Deprés, Lefort, Désormeaux, Trélat, Panas.

Nouveau Dictionnaire de médecine et de chirurgie pratiques, voir Marduel.

TABLE DES MATIÈRES.

Paris. — A. Parent, imprimeur de la Faculté de Médecine, rue M.-le-Prince, 29-31.

www.ingramcontent.com/pod-product-compliance
Ingram Content Group UK Ltd.
Pitfield, Milton Keynes, MK11 3LW, UK
UKHW021214230726
13926UKWH00003B/1020

9 782014 110951